老医秘验

范文虎传人孙幼立70年临证经验集

主审　孙幼立

主编　俞承烈

中国中医药出版社

·北　京·

图书在版编目（CIP）数据

老医秘验：范文虎传人孙幼立70年临证经验集 / 俞承烈主编．—北京：中国中医药出版社，2015.5（2019.6重印）

ISBN 978-7-5132-2451-2

Ⅰ.①老…　Ⅱ.①俞…　Ⅲ.①中医学—临床医学—经验—中国—现代　Ⅳ.①R249.7

中国版本图书馆CIP数据核字（2015）第065127号

中 国 中 医 药 出 版 社 出 版

北京经济技术开发区科创十三街31号院二区8号楼

邮政编码　100176

传真　010 64405750

廊坊市祥丰印刷有限公司印刷

各地新华书店经销

*

开本 880×1230　1/32　印张 6.75　彩插 0.5　字数 159 千字

2015年5月第1版　2019年6月第3次印刷

书号　ISBN 978-7-5132-2451-2

*

定价　35.00元

网址　www.cptcm.com

社长热线　010 64405720

购书热线　010 64065415　010 64065413

微信服务号　zgzyycbs

书店网址　csln.net/qksd/

官方微博　http：//e.weibo.com/cptcm

淘宝天猫网址　http：//zgzyycbs.tmall.com

《老医秘验——范文虎传人孙幼立70年临证经验集》

编委会

主　编　俞承烈

副主编　康年松　朱广亚

编　委　（以姓氏笔画为序）

王　珩　王英莉　朱广亚　邬剑波

吴　清　应　瑛　陆卫东　陈笑腾

金晓丽　郑惠素　郑敏芳　柳建英

俞承烈　姜　玲　徐　丹　翁万康

黄敏兰　康年松　童乃云

主　审　孙幼立

序

太史公著《史记》，卷一百五“扁鹊仓公列传”有云：“今臣意所诊者，皆有诊籍。”此所谓“诊籍”，遂为后世医案之嚆矢。仓公辨证审脉，疗疾多验，厥功尤伟者，端在其于两千余载前即开病历记载之先河，如实反映诊治过程中一应成败得失，为杏林立法，猗欤大哉！《史记》书内尝载其医案二十五例，为吾国现存最早之病史记录，洵理论融合实践之结晶，滥觞在兹，宁不重欤！厥后医家凡能著述者，或据事直书，或列药为方，多有诊籍暨医案之作，皆体现中医理、法、方、药之具体应用，擘肌分理，阐幽发微，大抵皆萃毕生心血与临诊经验而为之，故多能微观深研而宏观远瞩，名山事业，遂得焜耀医门也。其尤卓荦者，如《普济本事方》《临证指南医案》《柳选四家医案》《名医类案》《清代名医医案精华》等，皆已声布人口，传世行远，而类皆产生于古、近代以前，论其数量，则层层夥颐，偻指难罄。余厕身医林，每一研寻，辄叹观止焉。若夫时下医家所著之诊籍或医案，能承前贤衣钵且自出机杼者，以余所见，则吾浙余姚孙先生幼立之《老医秘验》学验俱丰，拔类迈伦，允预其选矣。

夫甬邑之西，姚江之堧，俊采星驰，雄州蔚起，是为余姚焉。四明、龙泉二山，岩突洞出，峦嶂峥嵘；瀑岭、陆岙诸胜，云敛烟霏，涧谷谽谺；兼以川原膴膴，均田画畴，山川风物之胜，冠绝寰中矣！士生斯地，大得两间其气之钟毓，故高流髦隽，奕代挺生，幼立先生亦其一焉。先生民国十年生人，英才颖异，早攻岐黄，抗战期间负笈于上海新中国医学院，覃研博涉，转益多师，先后问业于近代大医范文虎、章次公、徐小圃、朱小南诸公，诸公各以一专雄长相授。先生既获亲炙，乃攻苦食淡，钻坚仰高，数稔之间，于范氏之伤寒温病学说、古方运用，章氏之四诊八纲、辨证论治，徐氏之温肾扶阳、儿内特方，朱氏之妇科奇方、内外合治等具得秘旨而存乎一心，浸具良医之根柢焉。至若先生就读之上海新中国医学院，则为南通朱南山创设于民国二十四年，作育人才，有声医界，南山下世后尝由其哲嗣执院政，惜乎时下医林中人已知之弗多矣。

先生既学成返里，悬壶桑梓逾七十载，先后供职于河姆渡镇卫生院、余姚市中医医院。运肘后奇方，屡起沉疴，活人无数，益以医德高尚，接诊不分富窭，业医不记酬报，故誉驰里闬，名噪珂乡。在昔天水一朝陆龟堂晚岁居乡，施药行医，乡民感戴，致有“团扇家家画放翁，生儿多以陆为名”之佳话，先生殆续其韵事乎，余亦无间言也！今者先生年跻大耋而道躬健朗，骀背鹤发，仙姿俨然，且仍孜孜行医于家山，造福一方，几不知老之已至矣。诊余则董理平生从医心得，裒为《老医秘验》一书，将付锓梓，雅欲为医海作探赜，示后昆以津梁，有足多哉！是书内容博及医源，例证丰富，学理扎实，推论谨严，而先生㧑谦自牧，并未揭橥“医案”之名，然细考究其实，则诚为独具自家面目之医案！橘井一脉，自堪步舞前修，望气而识宝，世固有知者，余度其必将洛阳纸贵而有裨于杏林矣。

余与先生族弟儒堂诗家忘年相契，文字相交，以是之故，先生今岁三月驰书命序，意殊肫挚，余曰唯唯。惜自岁初以来老病疲苶，药石浮沉，视构思为畏途，因循未报，稽延至今始得恭述管测，至工拙则非所计也，衷怀愧恧，先生其宥我乎?

岁次癸巳六月上浣

萧山周明道于观沧楼中挥汗写讫

前言

孙老先生是近代名医范文虎嫡传弟子中唯一健在的门生，虽已年逾94岁高龄，仍坚持在门诊工作。几日前我接到孙老先生要我负责主编他的学术专著——《老医秘验》的电话后，传承的使命鞭策我毅然带领助手们与余姚市中医医院的同志认真踏实地开展整理工作。

收集资料、汇总分类、打印手稿、整理撰写……随着工作的一步步开展，我们越来越体会到孙老先生的学术造诣是如此的深厚，在70余年的从医生涯中，活人无数；其记忆又是如此的惊人，无论是跟师学徒时的往事，还是诊疗活动中的轶事，有心记载的，无意救治的，均历历在目，信手拈来。孙老先生在繁忙的诊务工作之余勤于笔耕，其手稿文风简朴，十分珍贵。手稿中记录了他毕生的心得、体会、经验，确是启迪后学者的一份宝贵财富。

2012年《中国中医药报》以一篇《一辈子情系农民患者》的报道感动了无数人。报道讲述了孙老先生70余年兢兢业业服务基层居民的事迹，读后令人深思与感慨。一方面是基层百姓渴望中医药的服务，是孙老的“仁心仁术”让他们相信中医，享受中医服务；另一方面是基层卫生队伍中确有真才实学的中医贤人，他们虽然没有耀眼的光环、等身的著作和科研硕果，却默默地用中医中药为一方百姓祛病除疾，奉献毕生的心血和精力，他们才是货真价实的“名医”“国宝”。此次整理孙老先生临诊经验的过程，便是接受“大医精诚”教育的最好机会。

此次整理工作能顺利进行，感谢余姚市中医医院陈志君院长及其领导班子的大力支持，陈高宏、康年松科长的协作指导，以及徐丹、翁万康、陈笑腾等医师提供的基础论文。

本书完稿之际，惊悉为书作序者周明道医师不幸病逝的噩耗，谨此表示深深的哀悼。

本人水平有限，又囿于经验不足，书中难免有遗漏之处，敬请读者见谅，诚望不吝指教，以期再版时修正。

俞承烈

癸巳年腊月二十日

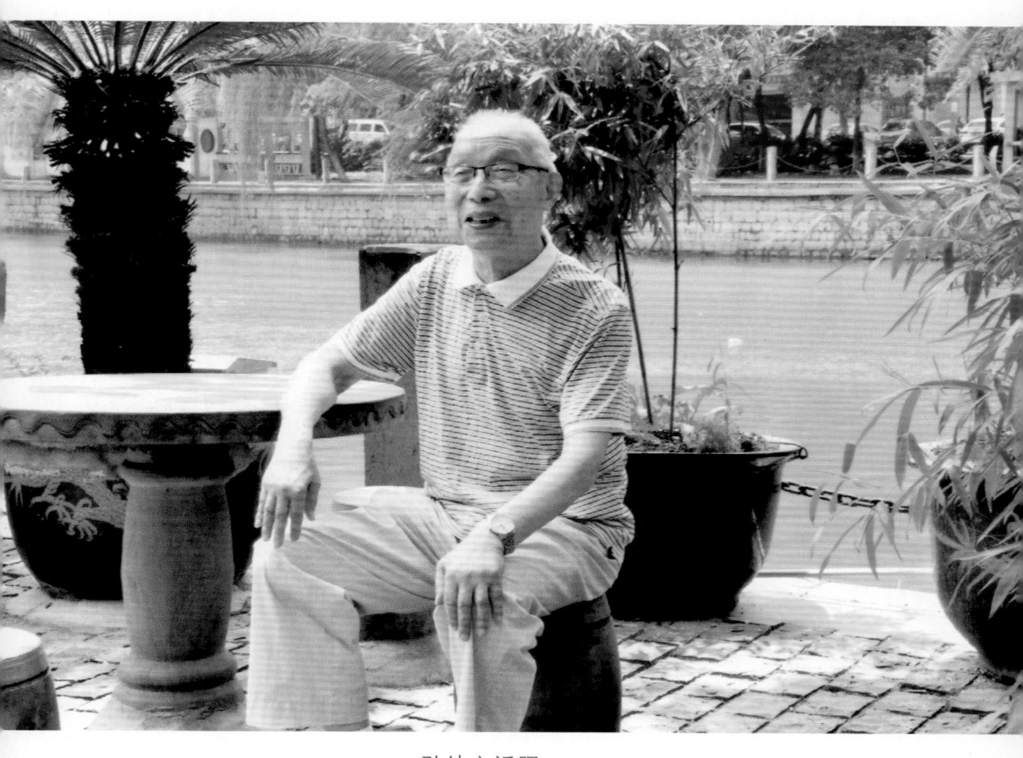

孙幼立近照

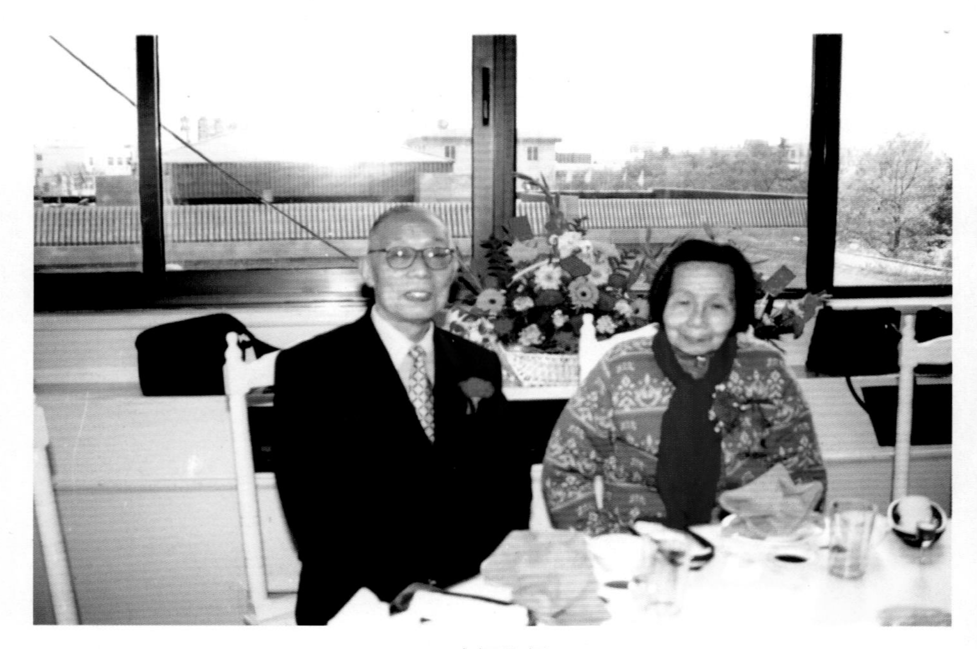

幸福伉俪

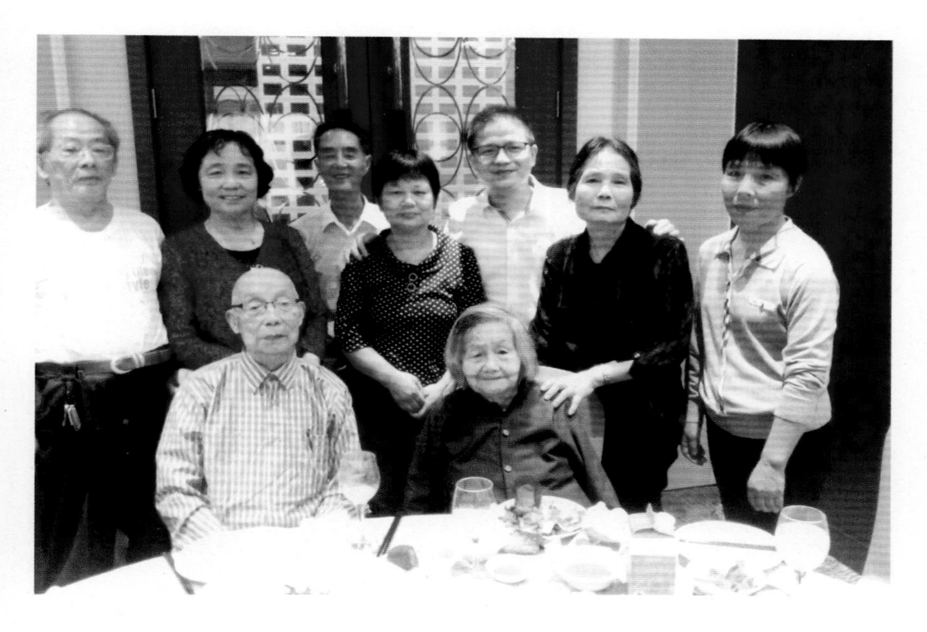

国庆家宴

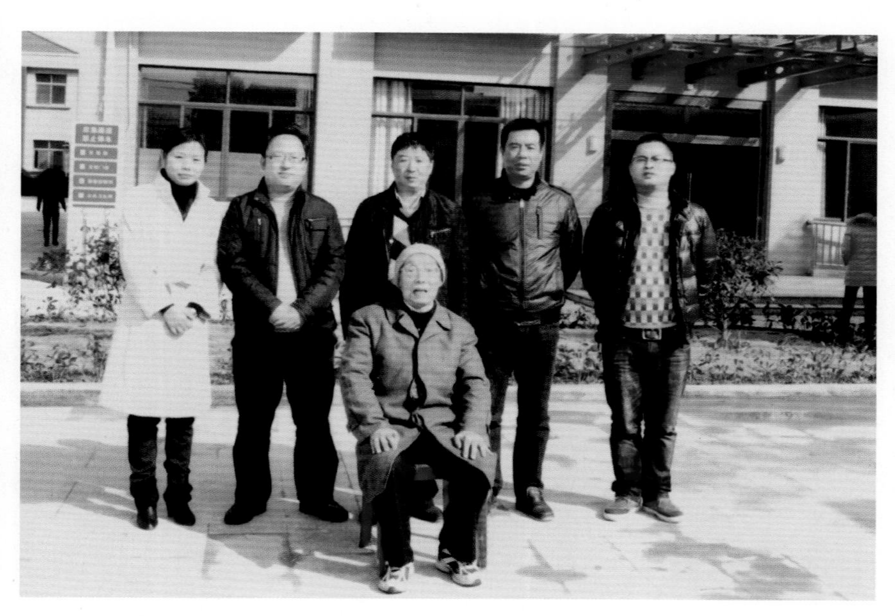

余姚市河姆渡卫生院新院落成合影

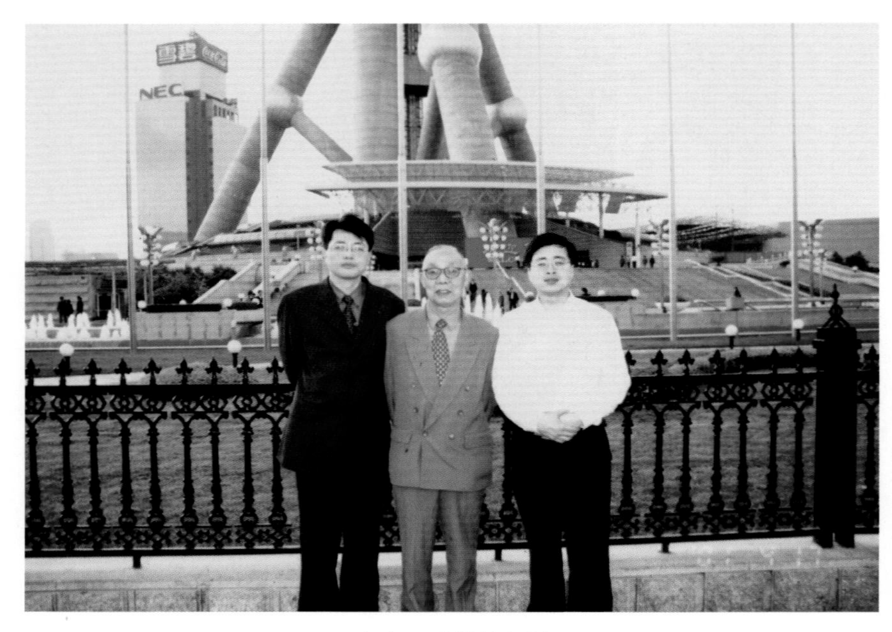

东方明珠塔前留影

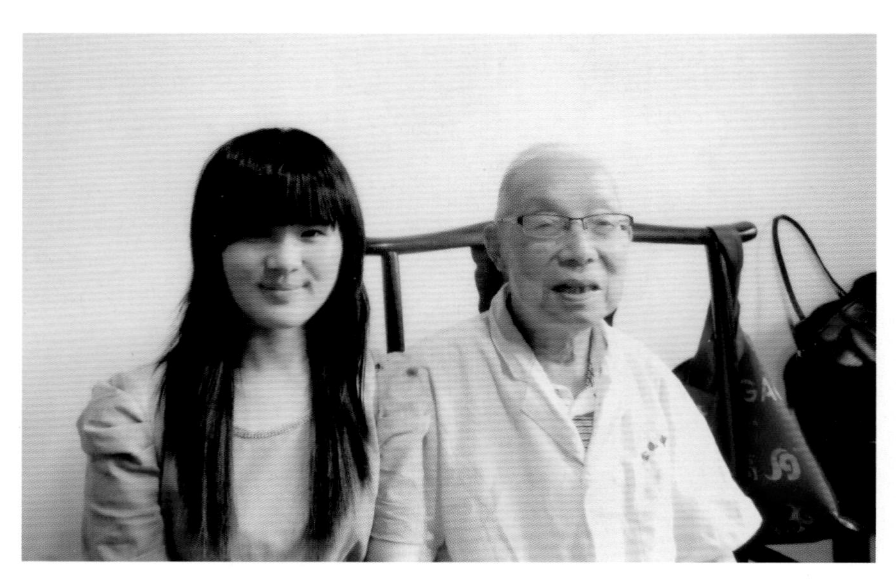

与共谱歌曲词语的青年音乐家合影

孙幼立先生九十寿宴暨邬剑波拜师仪式

喜收新徒

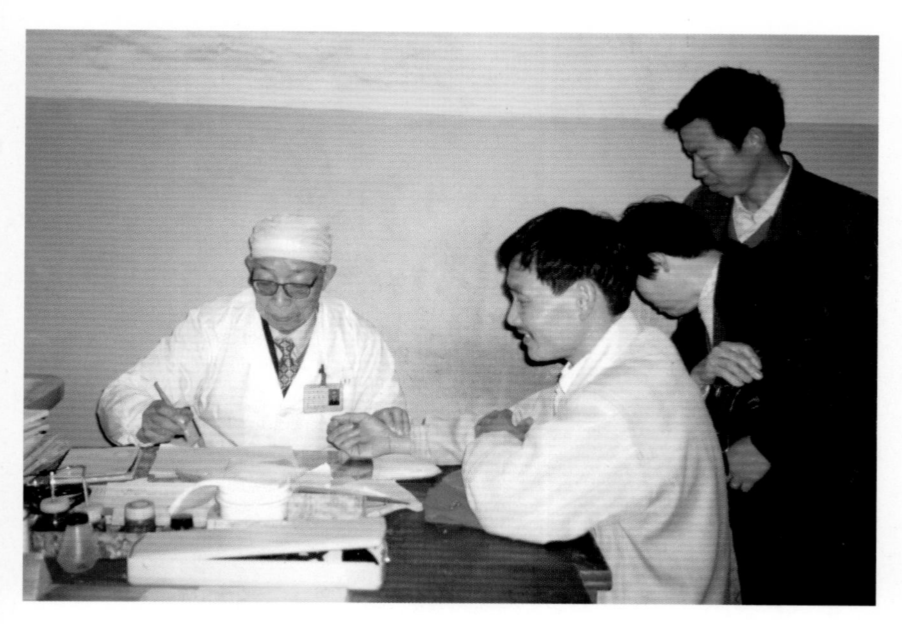

工作照

内容提要

孙幼立，近代名医范文虎先生的关门弟子，早年毕业于上海新中国医学院，曾问业于章次公、徐小圃、朱小南等甬沪名医，在杭州、宁波、余姚及周边地区享有盛誉。孙幼立老先生在基层悬壶70余载，积累了极为丰富的临床经验，尤其擅长应用中医药治疗慢性肾病综合征、慢性肾衰竭、肝硬化腹水等现代医学尚不能攻克的疑难杂症。

本书较系统地总结了孙老先生毕生的临床经验。全书分八个篇章，即“学术思想”“学验传承”“名方续验”“自创验方”“验案选粹”“论文选录”，以及两个部分的附录，系从另一个角度介绍了孙老先生从医之余填词赋诗、抚琴谱曲、抒情释怀的点点滴滴，生动地展示了其学识渊博、学有所成、多才多艺的精彩人生。

本书内容深入浅出，文字简朴，是一部可供广大基层及农村临床医务工作者的实用参考书籍。

目录

学术思想

学验传承

名方续验

自创验方

验案选粹

论文选录

附录一　诗词选录

附录二　曲赋选录

学术思想

孙幼立先生是浙江省宁波地区的名老中医，曾师从近代名医范文虎先生。孙幼立先生 1921 年出生，1939 年毕业于上海新中国医学院，问业于章次公、徐小圃、朱小南等先生，执医 70 余载，勤求古训，博采众方，屡起沉疴，积累了丰富的临床经验，在宁波余姚及周边地区享有盛誉。孙幼立先生治学严谨，但又不因循守旧，对现代医学新技术、新思维的接受能力极强。孙幼立先生认为，中医药事业要发展，就必须突出中医药的特色和优势，要做到"在继承中发展，在发展中继承"，同时还要汲取现代科学技术及现代医学思想，从而促使我国中医药理论紧紧跟上医学现代化发展的步伐。

掌握治病最佳时机

先生认为，不论治疗急性病，还是慢性病，均须寻找最佳的治疗时机，不同时期的治疗意味着不同的预后。如急性发热患者，体温 38.9℃，伴咽痛，血常规中白细胞 3.1×10^9/L，诊断为病毒性感染。中医认为，本病为温邪从口鼻而入，病在卫分，根据"在卫汗之可也，到气才可清气"，故以银翘散为主方，加板蓝根、重楼、三叶青，两剂而症状消失。因此，疾病初期只要辨证正确，治之得当，可以一剂知，二剂已。又比如先生认为，在治疗慢性肾病时，若肌酐 <300μmol/L，只要能够坚持用药，肾功能就有可能恢复至正常水平，这就是最佳的治疗时机；若肌酐为 300 ~ 400μmol/L，通过治疗，只能暂时控制病情；若肌酐 >400μmol/L，则无论如何治疗，都会出现肾衰竭；若肌酐 >500μmol/L，则需要依赖血液透析或腹膜透析，而非单纯用药能够解决了。再如，若患有肾结石，结石大小在1cm以下者，只要治疗得当，基本能够排出；但大于1cm时，要排出结石就困难得多了。这些经验都是在长期的医疗实践中探索出来的，针对疾病的不同阶段，医患双方都要有正确的认识，只要时机适当，就有彻底治愈疾病的可能，因此医家和患者均须重视治疗时机的选择，以免迁延贻误。

先辨病后辨证，病证结合

近现代科技手段的发展使疾病的诊断方法和手段有了极大的改变和提高，一些利用仪器设备发现的疾病，比如高血压病、糖尿病、癌症等，都可以在症状出现前被诊断出来，因此，中医不应该再固守于传统的疾病诊断方法，而应该在辨证之前先辨病，明确了疾病的性质、轻重缓急，再予辨证，病证结合才能更好地达到治愈疾病的目的。如谢某，女，66岁，有中度慢性胃炎病史，常食后脘腹胀痛，嗳气泛酸，大便难下，多年来反复发作，用清胃降逆、消炎止痛法治疗颇效。此次因过量食用年糕等不消化食物后复现脘痛、大便下而不畅，仍用前法，共投14剂，痛反剧增，改由先生诊治。经详询病史，知本次病发乃消化不良所致，脉滑、舌苔白腻可以佐证，故治用和中宣化法，3剂而便畅痛止。观察半年，胃病未再发作。因此，先生认为，先辨病后辨证，病证结合是临床诊疗实践之金科玉律。

病证结合是中西医两种医学体系交叉融合的切入点，辨病是以病理学为基础的诊断模式，是从疾病发生、发展的特征上认识疾病的本质；辨证则重在从当前的表现判断病变的位置与性质。辨病与辨证相结合，既重视疾病的基本矛盾，又抓住疾病当前的主要矛盾，其实质是将疾病概念体系与证候概念体系相结合来研究疾病的发生发展规律，指导疾病的防治。

辨证论治，名方续新案

中医药临床治疗学是建立在“整体观念”和“辨证论治”等理论体系的基础上的。“证”即“证候”，是指在疾病状态下，机体对内外致病因素做出的综合反应的概括。“辨证论治”体现了中医学从整体出发来认识病理规律和临床治疗的一种思维，是有别于现代医学诊疗体系的一大特色和优势。

辨证论治是中国古人的一大发明，是对世界医学史的贡献。在数千年的历史长河中，辨证论治经过无数先人的积累，形成了独特的体系和卓越的疗效。如果治疗仅看病名，不辨阴阳、八纲，不问气血、三焦，其结果可能南辕北辙。比如一位脑梗死的患者，突然尿闭浮肿，下肢尤甚，医院予速尿针利水退肿，结果水肿更重，并腹胀气急。遂邀先生前往诊视，见其舌淡白，脉沉细，此乃阳气衰微，不能气化所致，《内经》谓：“膀胱者，州都之官，津液藏焉，气化则能出矣。”先生辨证明确之后，投予经方五苓散：桂枝 15g，猪苓 15g，茯苓 15g，白术 10g，泽泻 10g。患者于服药 4 小时后排尿，24 小时后排尿量达 2000mL，遂转危为安。先生言：“现在许多疑难之症，古籍中早有记载，只要辨证明确，抓住要领，敢于下药，用之必然有效。”

辨病论治，专病专方

先生认为，任何理论都是一个反复认识、实践的验证过程，中医药理论也不例外。

辨证施治固然是中医药的精髓，但某些疾病病因病机比较单纯，亦可辨病施治。如张仲景的《伤寒论》中，百合病用百合地黄汤治疗，脏躁病用甘麦大枣汤治疗。再如B超检查有脂肪肝，但患者无任何临床表现，因此，治疗就要从“脂肪肝”入手了。还有某些病用某方、某药有良效，即可直接应用某方、某药。如先生自拟的归芍九味汤治疗急性菌痢，疗效稳定；自拟的催产饮，可帮助产妇顺利分娩；自拟的肾石一号、二号方，于处方中重用枳壳15～18g，可加速排石。故辨病论治，专病专方也是先生学术思想中一个重要的特色和亮点。

近期疗效与远期疗效相结合

中医药临床疗效评价标准一方面要借鉴西医“病”的疗效评价体系，如“病死率”“复发率”等；另一方面更要注重体现中医药自身的特点和优势，建立包括证候评定量表、生活质量评定量表等在内的综合临床疗效体系评价方法。

临床上，大多数医生都偏重近期疗效，其实慢性病的远期疗效更为重要，复发率、并发症、致残率都归远期疗效范畴。如肾病综合征通过中西医结合治疗，蛋白尿迅速转阴，浮肿消退亦快，近期疗效较好。但本病复发率极高，大约在70%以上，一旦复发，前功尽弃。因此，如果通过中西医分阶段辨证论治，后期用补肾固肾药物巩固疗效，则可将复发率减至20%左右。又如类风湿关节炎的治疗，首先要解决疼痛问题，但疼痛缓解不等于治愈。类风湿关节炎致残率极高，必须在疾病发作且诊断明确的3个月内积极治疗，疗程至少在1年以上，才能大幅度降低致残率，改善患者的生活质量。强直性脊柱炎的治疗方法虽与类风湿关节炎不同，但也应及时采用强督的方药，并延长疗程，才有可能避免驼背等残疾的发生。先生曾治一名杭州患者，患强直性脊柱炎多年，服中药5个月后疼痛消失，各方面均良好，后改服膏方巩固疗效。

学验传承

肠伤寒治疗的古今异同

东汉张仲景的《伤寒论》内容详于寒而略于温，而后世的温病学说羽翼仲景以补伤寒之不足，这已成为当代医家的共识，故而不再有“伤寒”“温病”之争。

明清时代的温病学家所描述的温病大都是烈性传染病，名之为湿温证，其中包括肠伤寒。湿为阴邪，其性黏腻，最难骤化。湿与温合，其势缠绵，且多变症、坏症，严重者可导致死亡。因湿温证的临床表现与伤寒论所述迥异，温病学家们提出了新的理论，即温邪从口鼻而入，首先犯肺，逆传心包，采用卫气营血进行辨证，治法也与伤寒论完全不同。

从叶天士、吴鞠通、王孟英这些温病名家留存下来的大量医学著作中认识到，在诊治湿温证的过程中，保存一分津液即有一分生机。如由于柴胡劫肝阴，葛根劫胃阴，故治疗湿温证时把《伤寒论》中常用的柴胡、葛根视为禁忌药。

范文虎是近代著名的治疗肠伤寒的专家，他以叶天士“外感温热篇”为指导，以保存津液为主立法，以清燥救肺汤、白虎汤合增液承气汤随证加减处方，从不用柴胡、葛根，临床取得较好的疗效。孙老早年治疗肠伤寒，也同样依照卫气营血辨证，从未用过柴葛。

随着时代的变迁，气候的变异，20 世纪 80 年代末到 90 年代初，姚东地区包括陆埠区、丈亭区及宁波西部的慈城镇出现肠伤寒流行，尤以陆埠区呈爆发流行趋势。孙老当时共诊治明确诊断的肠伤寒 63 例，无一例出现叶氏、吴氏、王氏所描述的湿温证的症状，即无梯状热－稽留热－弛张热、意识蒙眬、伤寒貌、蔷薇疹、便溏、便意不尽、舌质红、苔黄腻或灰白腻、脉搏模糊难辨等表现。这些患者多出现时冷时热，宛如疟疾，近似少阳病，往往下午或傍晚出现寒战，四肢厥冷，重被不温，数小时后出现高热，温度在40℃～40.5℃，大约在次晨一二时汗出淋漓，体温退至正常；患者起床后，多数仍可如常饮食，微感乏力，无明显不适，然而至下午复寒战高热，至次晨汗出热退如前；少数患者在24小时内可出现两次高热寒战。此外，患者还可伴有口渴喜饮，大便常干结，2～3天一行，尿黄神清，舌苔薄白或薄黄，脉弦或弦细，肥达反应绝大多数为副伤寒滴度增高。显然根据患者的表现，本病不能用卫气营血辨证，仍须采用《伤寒论》六经辨证。因邪在阳明、少阳之间，此时柴胡、葛根不但不禁忌，而且要重用；原湿温证治疗时禁下，而此时大黄却不可少。故，初期者孙老用葛根芩连汤加柴胡、石膏，热高者加水牛角；寒热在7天以上，伴大便秘结者，用白虎汤加柴胡、大黄；发热且感困乏者，则采用静脉输液加维生素而不用抗生素。经治疗，多数病例10天左右热退且不再复发，少数20天热退，无死亡病例及复发病例。

20世纪末到21世纪初，姚东地区又有少数散发肠伤寒病例，其临床表现依然以寒战高热为主，其邪仍在阳明、少阳之间，治法与前相同，一般10～15天治愈。2008年3月，有一青年男性患者出现午后寒战、发热，体温在39℃以上，次晨热降至37.5℃左右，求治于西医，通过化验肥达反应明确诊断为伤寒与副伤寒滴度均增高的混合型伤寒，经选用抗生素（其间曾变换抗生素种类），以及维生素等治疗10天，仍发热如故，乃求治于孙老。孙老因患者寒战高热如疟而用柴胡，因口渴思冷饮、脉洪数、舌质红而用白虎汤，因大便3日未行而加生大黄，投药2剂。1剂后患者腑气通畅，次晨热即退净，下午体温减为37.8℃，第3天体温全日正常，原方去大黄加西洋参5g，再服3剂而收功。

结合众多病例的治疗经过进行回顾分析，可以初步得出下列结论：温病学说的提出及大量温病名家丰富的临床经验是中医治疗烈性传染病的一大发展，但不能否定六经辨证方法不能治疗肠伤寒；恰恰相反，由于古今气候及伤寒杆菌的变异，当代肠伤寒没有出现明清时代所表现的湿温症状，而是表现出六经中的阳明病和少阳病症状，故治疗方法亦应以《伤寒论》理论为指导，方能取得较好疗效。

在广泛应用抗生素治疗肠伤寒的今天，中医药仍能发挥它的独特疗效，这是值得深思的。由于病原微生物的变异，以及耐药菌株出现，从而对抗生素的前景提出了挑战。人是自然的产物，中草药也是自然的产物，有的药物同时又是食物，所以中草药不存在耐药问题，故中医药对各种传染病仍会继续发挥它的独特作用。至于今后肠伤寒的临床症状将会怎样变化，我们无法预测，但有一点可以肯定，我们必须摒弃门户之见，用六经、卫气营血及三焦学说对肠伤寒进行综合辨证分析，而不应拘泥某一学派、某一学说，这样才能取得预期疗效。

虫类药治疗某些疑难杂症的体会

虫类药即“虫蚁飞走”之品，具有独特的生物活性，能行走攻窜，搜风通络，舒筋活络，豁痰开窍，破血化瘀，无处不到，药性峻烈，起效迅速。清代叶天士谓：“散之不解，邪非在表；攻之不驱，邪非着里；补正祛邪，正邪并树无益；故圣人另辟手眼，以搜剔络中混处之邪，藉虫蚁血中搜逐，以攻通邪结。”故虫类药备受历代医家推崇，是临床治疗各种急慢性疾病的良药。

虫类药的应用最早见于《神农本草经》，该书共收录37种虫类药，开创虫类入药先河，可惜无经典方剂传世。东汉张仲景的《伤寒论》《金匮要略》中广泛应用虫类药治疗内科、妇科疾病，创制了以虫类药为主的抵当汤、鳖甲煎丸、大黄䗪虫丸、下瘀血汤等著名方剂。此后，《肘后方》《千金方》《外台秘要》等将虫类药更广泛地应用于内、外、妇、儿各科。至明代李时珍的《本草纲目》，收载的虫类药达107种。清代温病学家如杨栗山、叶天士、王孟英、吴鞠通等，他们敢于革新，广泛应用虫类药治疗各种疾病，给后世留下不少珍贵的经验。近现代善用虫类药的医家主要有盐山张锡纯，武进恽铁樵，镇江章次公、朱良春诸先辈。恽铁樵率先选用《千金方》中的虫类药为主制成安脑丸治疗流脑，临床颇有效。章次公用蜈蚣、全蝎治疗癫痫，用九香虫治疗胃脘痛，亦获较好疗效。

虫类药在临床上功效独特，故应用范围十分广泛。孙老经过不断探索，撷取众长，亦善用虫类药治病，在临床上解决了不少现代医学尚不能解决的问题。

一、食管癌

王某，男，62岁。食管癌患者，瘤体大小约6cm×10cm，2003年8月2日初诊。气色尚佳，能饮食，吞咽困难，胸膈胀痛，呕出胃内容物后即感舒服，舌苔淡红，脉沉弦。方药：石见穿30g，生大黄10g，白花蛇舌草30g，大蜈蚣2条，全蝎2条，穿山甲10g，天龙1条，土鳖虫12g，桃仁10g，制半夏10g，旋覆花20g，7剂；再予活蜒蚰10条，开水冲服，每日1次。

8月10日复诊：吞咽仍困难，但7天来未见呕吐，胸膈胀痛未作。故上方生大黄减为6g，去旋覆花，再服7剂。

8月20日三诊：多日来呕吐1次，呕出物为白色黏液样痰。此后吞咽困难有所缓解，能进软饭、蛋汤等物。故上方去穿山甲，加半枝莲30g，半边莲30g，再进15剂。

10月5日四诊：患者无任何自觉症状，已停药10天，钡餐透视检查，瘤体为3.5cm×4.5cm。继续服用上方20剂以巩固疗效。2005年9月随访，患者未服药，生活质量良好。

按：肿瘤患者在辨证上有虚实之分，早中期多表现为气滞、痰聚、血瘀、毒踞的实证；晚期则因病程缠绵日久，进食困难，而致气阴两亏，虚实夹杂。治疗时必须审证求因，从因论治。此症中医属于“噎膈”范畴，病机为脾气不升，胃气不降，气血瘀滞，形成积聚。本例属中晚期，但其正气未虚，故治宜逐瘀散结、通里攻下、化瘀破积。方选半夏、旋覆花肃降胃气；蜈蚣、全蝎、穿山甲、天龙、土鳖虫破积逐瘀，败毒抗癌；蜒蚰生用效宏，吞服可直接作用于病灶，疗效显著。

二、脑肿瘤

李某，男，37岁。脑胶质瘤患者，瘤体大小为2.5 cm×2.0cm，2006年5月5日初诊。前额隐痛，发作时伴有麻木感，视物清楚但视野明显缩小，须策杖走路，畏热，腰腿酸软，尿色黄，唇色暗紫，苔薄红，舌底络脉紫暗，脉弦细。方药：杞子15g，野菊花10g，生地黄12g，熟地黄12g，怀山药10g，萸肉10g，茯苓10g，丹皮10g，泽泻12g，大蜈蚣2条，全蝎2条，水蛭10g，广地龙10g，土鳖虫10g，7剂。

5月16日复诊：患者诉头痛略减轻。药似中机，守方继进10剂。

5月30日三诊：头痛已消失，视野未增加，此阴精渐复。原方加炙鳖甲20g（先煎），穿山甲6g，再进10剂。

7月2日四诊：视野略有扩大，但仍须策杖步行，以防倾跌。上方再服20剂，间日1剂，以减轻患者经济负担。

10月8日五诊：左侧视野正常，右侧改善较慢，已能释杖而缓慢行路，患者精神较佳。继续服用上方，3日服1剂，又服30剂。

2007年2月10日六诊：右侧视野尚未恢复正常，行路如常人，舌底络脉紫暗消失，说明瘀滞已消，停药观察。2007年6月复诊，瘤体大小为1.5cm×1.8cm，对周围神经组织未造成影响。患者至今健在。

按：本例病机为气血瘀滞脑府，灵窍欠慧，在辨证上属于“虚中夹实”之候。痛久则瘀，病久入肾，再加上患者有肝肾不足之证，而五脏六腑之精气皆上注于目，故阴精不足，目失所养而表现为视野缩小；肾精不足则肝阳上亢，肝脉络于巅顶，日久气血凝结为瘤体。治当滋水涵木，通络化瘀。方用杞菊地黄汤合六虫汤，酌加软坚散结之品，缓缓图治，以期佳效。

三、肝脾肿大

毛某，男，57 岁。既往乙肝病史 30 余年，2005 年 2 月 18 日初诊。因觉肝区隐痛，至当地医院检查，脾肋下 46mm 处触及，质中，实验室检查提示：肝功能异常，肝纤维化。服西药未效，前来就诊。顷诊：面晦唇紫，肝区压痛，口苦，尿黄，舌苔黄厚腻，脉弦数。方药：柴胡 12g，茯苓 10g，泽泻 20g，垂盆草 30g，虎杖根 30g，徐长卿 15g，刘寄奴 30g，大蜈蚣 2 条，全蝎 5g，土鳖虫 12g，广地龙 30g，7 剂；另加大黄䗪虫胶囊 4 粒，口服，每日 3 次。

3 月 4 日复诊：肝区隐痛消失，口苦缓解，尿色尚黄，舌苔黄腻，脉数，此湿热渐去，络瘀渐清，击鼓再进。原方加平地木 20g，20 剂。

4 月 16 日三诊：苔净，口苦、尿黄消失，可单用化瘀通络为主。大蜈蚣 2 条，柴胡 12g，赤芍 12g，鳖甲 20g（先煎），徐长卿 20g，全蝎 5g，广地龙 10g，土鳖虫 15g，30 剂；另加大黄䗪虫胶囊 4 粒，口服，每日 2 次。

6 月 5 日四诊：查肝功能恢复正常，脾肋下 41mm 处触及，唇仍紫暗，此瘀滞未消也。原方加广郁金 25g，桃仁 15g，30 剂；另加大黄䗪虫胶囊 4 粒，口服，每日 2 次。此后上方进退续服，辅以大黄䗪虫胶囊。至 2007 年 7 月 10 日，患者复查肝功能正常，肝纤维化消失，肝脾不大。2007 年 12 月再次复查，各项指标仍正常。

按：本例病机为湿热久羁脾胃，气血凝滞。根据“久病多瘀”及肝郁气滞，瘀血癖积的机理，治宜清热化湿、疏肝理气、化瘀通络、攻坚破积。选柴胡疏肝理气，垂盆草、虎杖根清热解毒，茯苓、泽泻化湿，并用蜈蚣、全蝎、土鳖虫、地龙等虫类药化瘀破积。大黄䗪虫胶囊寓攻于补，攻不伤正，补不壅中，可使虚弱、胁痛、肝脾肿大、肝功能异常逐渐减轻或消失，并能升高血浆蛋白含量，纠正白球蛋白比例的倒置。孙老以化瘀通络法为主共治疗3例肝脾肿大患者，均获临床治愈效果。

四、股骨头坏死

宣某，女，54岁。右股骨头无菌性坏死，2003年4月8日初诊。患者面赤，自汗，口渴，尿黄，右髋关节疼痛，腰腿酸软，唇紫暗，脉细数，舌质红苔薄黄。此阴虚火旺，经络瘀滞。治宜逐瘀通络，兼滋阴降火。方选六虫汤合知柏地黄汤加减。方药：蕲蛇5g，广地龙10g，全蝎6g，蜈蚣2条，土鳖虫10g，穿山甲5g，知母10g，黄柏10g，生地10g，丹皮10g，茯苓10g，泽泻10g，10剂。

4月10日复诊：右髋关节疼痛减轻，面赤、自汗好转。原方加龟甲20g（先煎），煅龙骨30g（先煎），煅牡蛎30g（先煎），再服15剂。

5月10日三诊：右髋关节疼痛继续减轻，上述阴虚症状消失，乃服用自拟股骨头坏死方［附子6g，桂枝6g，补骨脂10g，骨碎补12g，龙骨30g（先煎），煅牡蛎30g（先煎），生地15g，当归10g，川芎9g，赤芍10g，金银花30g，蒲公英15g，紫花地丁20g，黄芩10g，黄连5g，丹参20g，白芍15g，知母10g，黄芪30g，桃仁10g，红花5g，续断30g，玄参10g］，另加蕲蛇5g，蜈蚣1条，全蝎5g，广地龙10g，20剂。

6月5日四诊：患者步行时右髋关节轻度疼痛，局部轻压痛，无其他症状。继续服用上方30剂后，步履正常，疼痛消失，B超检查：右股骨头无明显变化。乃停药观察，3年未复发，后因突发中风去世。

按：此属“顽痹”，具有久痛多瘀、久痛入络、久痛多虚、久必及肾的特点。故治宜“从肾论治”，法以滋阴补肾，辅以虫类药搜风剔邪，药中病机，故奏良效。孙老治疗股骨头坏死，在急性期，以六虫汤加减出入，待疼痛缓解后，再加入股骨头坏死方。孙老曾治疗股骨头坏死3例，疗效明显，患者均能步行数里，除时有局部轻度压痛外，病情稳定。

五、类风湿关节炎

应某，女，49岁。类风湿关节炎，2005年4月10日初诊。患者反复腕、掌指、膝关节红肿、疼痛2年，形瘦骨立，口苦，纳差，舌苔薄黄略腻，脉弦数。血沉35mm/h，白细胞11.2×10^9/L。治疗先以清化湿热为主。方药：六虫汤加米仁30g，五加皮10g，佩兰根10g，防己10g，铁皮枫斗15g，生地15g，苍术10g，知母10g，黄柏5g，14剂；另加昆明山海棠片3片，口服，每日3次。

4月17日二诊：关节红肿、疼痛略有减轻，仍精神萎靡，口苦口臭，饮食难进，此时湿热清退，体质益虚，须加入益气生津之品以扶正气。故原方加西洋参5g，南沙参10g，北沙参10g，10剂；另加昆明山海棠片3片，口服，每日3次。

4月24日三诊：关节红肿继续消退，胃纳渐开，精神好转，舌苔黄腻渐退，舌尖红绛。此湿热之邪渐退，阴虚明显。方选六虫汤加西洋参5g，铁皮枫斗20g，米仁30g，知母12g，生地

20g，天仙藤 20g，10 剂。

5 月 2 日四诊：关节红肿继续减轻，仍予益气生津，通络化瘀。方选六虫汤加竹叶 10g，知母 12g，生地 20g，南沙参 10g，天仙藤 30g，铁皮枫斗 20g，10 剂；另加昆明山海棠片 3 片，口服，每日 3 次。上方续服 30 剂。

6 月 15 日五诊：患者精神转佳，关节肿痛明显减轻，已能勉强步行数步，予六虫汤合增液汤。断续服药 3 个月后复查：血沉 18mm/h，白细胞 3.8×10^9/L，关节红肿消失，但活动时仍有轻度疼痛，胃纳渐好，于是停药观察。2006 年 9 月复查，以上指标及患者症状均控制良好。

孙某，女，67 岁，工人。类风湿关节炎，2009 年 7 月 8 日初诊。患者于 5 年前开始出现两手指关节反复疼痛、肿胀、畸形，并伴双膝关节肿痛，查类风湿因子为阳性，诊断为类风湿关节炎。经用中西医药物治疗近 4 年，疗效不显，故来诊。顷诊：关节疼痛反复发作，以四肢小关节为重，阴雨天或受冷则疼痛、屈伸不利，局部肿胀畸形，皮色不变，舌淡红苔白腻，脉细弦而紧。此乃风寒湿外袭，侵入经络，迁移不愈，正虚邪恋，痰瘀互结。治宜温经散寒，化痰祛瘀，搜风通络。方药：全蝎 6g，地龙 12g，僵蚕 10g，蜈蚣 2 条，蕲蛇 5g，当归 20g，白芍 15g，川芎 12g，细辛 6g，制川乌 9g（先煎），米仁 30g，白芥子 30g，生甘草 10g。服药 2 周后，肿痛大减，去全蝎，加怀牛膝 15g。又服药 2 周，关节疼痛、肿胀消失，再配以补益肝肾药物治疗月余以巩固疗效。

按：《素问·痹论》指出，风寒湿三气杂至，合而为痹也。《类证治裁》曰：“诸痹……正气为邪所阻，不能宣行，因而留滞，气血凝涩，久而成痹。”病邪乘虚袭踞经隧，气血为邪所阻，壅滞经脉，深入骨骱，胶着不去，痰瘀交阻，凝涩不通，邪正混淆，如油入面，肿痛以作。前例患者正值壮年，阳气偏盛，内有郁热，复感风寒湿邪，内热为外邪所郁，流注肌肉、关节发为热痹；病邪盘踞日久，气血运行不畅日甚，瘀血、痰浊互阻，湿热互结，阴精亏虚，关节筋脉失润，病情反复不愈。因此在运用搜风药治疗时，应选用既能搜风又能胜湿的虫类药物，复加滋阴生津之品，以补阴血、润筋脉。

后例患者病程较长，反复发作，肝肾气血亏损，而风寒湿三气内舍筋骨，痰瘀痹阻，可谓病机复杂，病情深重。孙老主张，临床应根据标本虚实的主次予以治疗。痛剧时以治标为主，但单祛痰则瘀血不化，单化瘀则痰浊不去，故以活血化瘀为主，适佐化痰渗湿之品，兼以扶正。另外，痰瘀痼结深伏，常选用穿山甲、地龙、土鳖虫活血化瘀，全蝎、蕲蛇、蜈蚣搜风通络，僵蚕、白芥子等化痰之品以增疗效。痛缓则进一步结合扶正固本治疗。

六、下肢静脉血栓

韩某，男，75岁。左腘静脉血栓，2004年7月15日初诊。患者行路艰难，行数步即拘急疼痛，左下肢浮肿伴寒凉感，畏寒，脉沉细，苔薄白。方选仲景桃核承气汤加减。方药：桃仁15g，桂枝10g，炙甘草6g，生大黄8g，水蛭12g，元明粉6g（冲服），川芎15g，大蜈蚣2条，全蝎5g，14剂。

8月1日复诊：大便每日一行，质干，左下肢有温暖感，肿胀略退，疼痛较前减轻。前法似中病机，击鼓再进。原方加丹参30g，再服14剂。

2005年1月30日三诊：已可步行500m，拘急感未已，但疼痛已微，原方再继续服用50剂。至2005年8月再诊，疼痛基本消失，可步行1500m，下肢疼痛肿胀以气候变化而消长，停药观察。2006年2月复诊，可步行2000m左右，有轻微拘急疼痛感，复查B超示：左腘静脉血栓基本消失。

按：此症中医称为“脱疽”，病机为寒湿侵袭，凝滞脉络，血运不利。四肢为诸阳之末，得阳气而温，本例患者年老体弱，阳气已亏，复因寒湿侵入，脉络凝滞，气血不运，肢体失于濡养，发为本病。病久血脉闭塞，不通则痛，故以桃核承气汤温通行瘀，加蜈蚣、水蛭、全蝎破瘀通络。全方活血祛瘀，使血脉通利而诸症消除。

七、蛋白尿

张某，男，15岁，学生。患慢性肾炎半年余，2009年10月8日初诊。尿检示：红细胞（++），尿蛋白（+++），以及少量管型细胞。用利尿药、抗生素及激素类药治疗月余无效，故来求诊。顷诊：两下肢水肿，神疲乏力，腰酸，纳呆，便溏，脉细数，舌苔滑微黄。中医诊为阴水。辨证属脾虚湿胜，蕴久化热。治宜健脾益气，清热利湿，搜风活络。方以自拟方黄芪合剂（太子参、黄芪、地龙、丹参、川芎、山药、赤芍、茯苓、槲寄生、制大黄）合五虫汤加减。方药：生黄芪30g，党参30g，白术30g，怀山药30g，莲须30g，丹参30g，川芎10g，制大黄5g，六一散10g（包煎），蒲公英30g，水蛭10g，全蝎5g，蜈蚣2条，蕲蛇5g，地龙10g，炙甘草6g。治疗3周后患者逐渐减少激素用量，复查尿检示：尿蛋白（–），红细胞（–）。效不更方，随症加减，继服2周。复查尿检正常，停服激素药物，上方再进2月，病告痊愈。

按：蛋白尿是临床上较难根治的一种临床表现，其发病与自身免疫有密切关系，临床上多见于慢性肾炎、肾病综合征、系统性红斑狼疮等顽固性疾病。蛋白尿属中医“虚劳”“水肿”等范畴。其病机不外是脾肾气虚、血瘀及湿热内蕴，故治疗以补脾益肾、搜风化湿、通瘀活络为主。中医辨证施治时，首选水蛭，并配合全蝎、蜈蚣、蕲蛇、地龙等虫类药，利用虫类药搜剔经络、走而不守的特性，常常收到活血化瘀、祛风解毒、利尿消肿的疗效，同时用黄芪、党参、白术、怀山药、莲须健脾益气固摄，丹参、川芎活血化瘀，少量制大黄清热泄浊，六一散利湿化浊。全方共奏健脾固摄、搜风通络、利湿消肿的功效，常收效满意。

现代药理研究，水蛭含有水蛭素，具有抗凝血等作用，治疗因肾病引起的蛋白尿效果独特。经临床实践证明，水蛭配伍其他搜风虫类药确有提高机体免疫，改善肾功能，降低尿蛋白及血清肌酐的作用。

八、支气管哮喘

李某，女，40岁，农民。患支气管哮喘10余年，2009年11月9日初诊。患者支气管哮喘每年秋冬遇寒即发，经西药抗感染、解痉治疗后可暂时缓解，但易复发。此次因受寒又发咳喘，咳嗽声重，痰不易出，气喘抬肩。孙老认为，此乃久咳伤肺，痰湿内阻，气道不畅，肺气上逆。治宜宣肺化痰、搜风通络、解痉平喘之法。方药：射干10g，麻黄9g，杏仁10g，川贝9g，紫菀10g，半夏10g，炙甘草10g，细辛6g，蝉衣10g，地龙10g，蕲蛇5g，蜈蚣2条。治疗2周，咳嗽消失。再配以益气固卫、搜风化痰之品调理月余，病告痊愈。

按： 哮喘是一种反复发作喉间痰鸣气促性疾患，多因风寒、过敏等因素诱发，是临床常见病、多发病。哮喘的主要病机是宿痰内伏，痰阻气道，肺气上逆。一般以宣肺化痰、止咳平喘为治疗大法。常用方药有射干麻黄汤或定喘汤等，若常规用方收效不速，可加入蝉蜕、地龙、全蝎、僵蚕等虫类药搜风通络、化痰平喘，常能取得明显效果。

患者以前曾多次应用宣肺平喘之药，虽可暂时缓解，但收效不稳，原因是未用搜风通络之品，邪无出路。据现代药物研究报道，蜈蚣可改善肺通气，促使肺组织对炎症的吸收，降低痰液分泌，从而达到化痰止咳的目的；蝉蜕散风热、宣肺定痉，与地龙、蜈蚣、蕲蛇等药配伍不仅有解痉平喘、搜风清热、化痰散结的作用，而且能提高人体免疫功能。故孙老治疗哮喘时常在宣肺平喘药中配以虫类药，取其走肝经，平肝木，入络息风的作用，从而缓解经脉之拘急，常收满意疗效。

九、缺血性脑血管病

张某，男，68岁，工人。2009年8月初诊。患者于10天前突然跌倒，神志不清，口眼歪斜，伴右侧肢体偏瘫，测血压180/80mmHg。到余姚市人民医院行CT检查，诊断为脑梗死。住院1周后神志转清，但言语不清，右侧肢体不能活动如故，伴头晕、头痛，舌质暗，苔薄白，脉弦涩，右侧上下肢体肌力均为1级。此乃肝风内动，气血瘀滞，脉络阻塞。治宜镇肝息风，活血通络。方药：生黄芪60g，桃仁10g，红花6g，丹参30g，川芎12g，地龙12g，天麻15g，钩藤30g（后下），川牛膝20g，赤芍15g，石决明30g（先煎），石菖蒲12g，水蛭6g，全蝎6g，蜈蚣3条。服药6剂后，患者头晕、头痛缓解，右侧上下肢体活动略有进步。继服8剂，右侧上下肢体肌力达到4级，口不歪斜，且能说较复杂的句子，但欠流利。加减继服3个月后，右侧肢体肌力恢复正常，言语转清。

按：缺血性脑血管病是临床常见病，多因脑动脉粥样硬化，使脑部血液供应障碍导致脑组织缺血、缺氧、坏死而引起偏瘫。本病致残率高。缺血性脑血管病所致的偏瘫属中医学“中风”的范畴，历代医家多认为由风、火、气、痰所致。孙老认为，瘀血是本病发生的重要病因，由于瘀血造成局部血液循环障碍而导致偏瘫，因此，治以活血化瘀通络为主，并根据辨证施以祛风化痰、平肝息风、滋阴潜阳诸法。组方多重用虫类药，盖其味偏辛咸，辛能入络，咸能软坚，凡气血凝聚之处皆能开之，凡真气难达之死角及草木难攻之瘀滞皆能除之，此为他药所不及，故取其善走窜搜剔经络、引经佐使、直达病所之功，起到搜风息风、解痉镇痛之效。现代研究证实，虫类药与活血药相伍，有扩张血管，解除痉挛的功效。

常用的虫类药有僵蚕、全蝎、蜈蚣、乌梢蛇、地龙、水蛭、土鳖虫等。张锡纯谓，“蜈蚣走窜之力最速，内而脏腑，外而经络，凡气血凝聚之处，皆能平之”。蜈蚣善搜风攻毒，疏利关节，消肿定痛。全蝎亦为攻毒散结、通络止痛之要药。僵蚕辛能发散，咸能软坚，能祛风化痰以散结，既能平息内风以止痉，又能祛除外风以泄热。地龙咸寒降泄，下行走窜，善清肝热、息风止痉。蛇类性善走窜，外达皮肤，内通经络，能“透骨搜风”。土鳖虫咸寒，能入血软坚，有破血逐瘀之效。因“气为血帅，血为气母”，故方中常加黄芪、丹参、川芎、鸡血藤、钩藤、木香等药以补气、行气、活血。若语言不清者，加石菖蒲、远志；若肢体麻木者，加鸡血藤、桑枝；若上肢痛者，加葛根、桂枝；若下肢痛者，加木瓜；若伴高血压头痛者，加菊花、天麻；若痰盛者，加胆星、川贝；若大便干者，加酒大黄、瓜蒌仁；若失眠者，加茯神、夜交藤；若肢软无力者，加续断、杞子等。

十、小结

所谓疑难病，问题在于辨证之“疑”，论治之“难”。治疗的关键是如何找到“证”的本质，明析客观规律，辨“疑”之不惑，治“难”之不乱，化疑难病为可辨可治，发挥中医药的卓越作用。上述几种疾病，虽病因不同，但病机都为久病多瘀、久痛入络。“怪病多由痰作祟，顽疾必兼痰和瘀”，因此，在治疗上，须涤痰、化瘀、蠲痹、通络。虫类药能行走攻窜、破血化瘀、豁痰开窍，如能在辨证的基础上，参用虫类药，可提高疗效。虫类药性味多辛平或甘温，但息风搜风之药性多燥，宜配伍养血滋阴之品；攻坚破积之剂性多寒咸，应伍以辛温养血之品，这样才能制其偏而增强疗效。目前虫类药已广泛用于慢性痼疾、严重痛症和某些肿瘤，引起了国内外医药界的重视。

附子的运用经验

附子辛、甘，大热，善走十二经络及督脉，功能引火归原，温少阴之里，补命门真阳，是一味非常有用且极为重要的药物。附子用之得当，可追复亡失之阳，愈危急，起沉疴。

附子的使用指征是面色晄白，神疲乏力，四肢发凉，便溏溲清，皮肤湿润，舌淡苔白，两脉沉弱。就诊时，诸症不必悉俱，只要抓住阳虚证的主要表现，即可大胆应用。入汤剂时宜先煎半小时去其毒性，若疑惧附子之大辛大热，举棋不定，可招致亡阳之变，有噬脐莫及之悔。

一、咯血

附子理中汤即理中汤加附子。近代名医范文虎擅长以此方治疗咯血，获效迅捷，孙老多年来亦常以此方治愈咯血者甚众。孙老曾治 1 例咯血重症（见“名方续验——咯血证治”），且又患有肝硬化的患者，在用药诸多掣肘之下竟 2 剂而起，以后亦未再发，得非附子之功欤！范老尝云：“咯血属阴虚阳甚者固多，但阳虚夹寒者亦不少。”并基于古义“中焦受气取汁，变化而赤，是谓血”及“阳虚者阴必走”诸说，范老认为温补中焦和滋阴生血是血证的两大疗法。范老还曰：“服寒凉药止血，血得寒而凝结，血止是暂时的，血凝而不畅流，导致血妄行而外溢，故愈后常复发；血得温则畅行，畅行则循环无阻，血循经而不外溢，故愈后少复发。”关于附子理中汤中附子的用量，一般为 4g 左右，服之有效，可续加至 10g，而理中汤剂量不变。范老尝谓："附子每增加3g，就是将原方药力加一倍，意不在理中之轻重也。"

二、急性扁桃体炎

急性扁桃体炎俗称乳蛾，以单侧为多，治疗多以清热解毒为主。范老认为，本病不尽属于火，其病机亦可为寒包火，此时寒不去则热不解，故自创以附子为主的"大黄附子细辛汤"。方用淡附子4g，生大黄10g，细辛1g，元明粉10g（冲服），姜半夏10g，清甘草5g。凡乳蛾，症见舌苔白质微红者，即投上方，常一服而愈。按《灵枢·经脉》载，"足少阴肾经系喉咙，夹舌本"，故《伤寒论》将咽痛列入少阴病中。此方乃范老参合《伤寒论》之少阴病中的301条、302条、311条及313条之经旨而制成。方中以附子、细辛辛热，善走散其寒为主药，若舌苔淡白或淡白腻者，附子剂量可加至6～9g。

孙老尝治一盛姓患者，23岁，患单侧乳蛾肿痛2天，不能进食，舌质偏红苔薄白，脉弦，即投大黄附子细辛汤全方5剂，其中淡附子为5g。服药后得大便2次，翌日即乳蛾肿痛消失而愈。该患者谓常患扁桃体炎，用西药或服清凉解毒中药亦能控制，但需要3天左右，此次用温药，仅1剂解决问题，疗效之速，出人意料。

三、痹证

痹证属寒湿引起者，往往需要服用温药。凡症见下肢逆冷麻木，夜半膝踝等关节疼痛增剧，面色苍白，脉沉，舌苔淡白者，乃寒凝关节，不通则痛，可用以附子为主的"附桂姜辛乌草汤"，附子必须重用，少则30g，多则50g，附子一定要用文火先煎2小时，再配以干姜、甘草，则毒性大减，而温经散寒之功不变。

孙老曾治一冯姓妇人，35岁。15年来，每至冬天，则下肢逆冷，膝踝关节疼痛难忍，活动受限，舌苔淡白，左脉寸濡、右尺滑，血沉、尿酸及类风湿因子检查均正常。辨证为寒凝关节，痹而不通，法当大辛大热，散寒蠲痹。方用淡附子40g（先煎2小时），干姜10g，炙甘草9g，桂枝10g，细辛3g，制草乌9g（先煎半小时），制川乌9g（先煎半小时）。10剂后，随着夏至寒凉感消失且疼痛逐渐缓和，再以此方加减出入，共服50剂而肢温痛止。次年冬天，复又下肢发凉疼痛，但程度较前减轻，仍投原方30剂，症状缓解。大剂量附子因有一定的毒性，医多畏用，但只要认证准确，注意煎煮方法及配伍，不失为治顽痹的一味重要药物。

四、亡阳证

附子为四逆汤之主药，能追复亡失之阳，立愈危疾。孙老早年曾治一名仅6个月的女孩，患儿患支气管肺炎，经西医治疗后汗出亡阳，出现了典型的少阴病，脉绝，血压测不出，仅留呼吸，家人已办好后事，一待气绝，即予掩埋。孙老察其胸口微温，心搏虽十分微弱但未停跳，故急投大剂四逆汤救之。方予厚附子10g（先煎1小时），干姜6g，炙甘草5g，以小羹匙频频灌服。6小时后竟脉起肢温，并有微弱啼哭声，病已转机，原方加党参20g益气健脾，再予3剂呷服，以后渐能吸乳而恢复健康。

脾胃病辨治经验

自春秋战国至唐宋，中医学对脾胃生理、病理、治疗等的论述虽可散见于各家篇章中，却没有专著，直至金元的李东垣首著《脾胃论》。由于当时战乱频频，人民流离失所，饥饱不定，出现大量饮食、劳倦、内伤所致的脾胃病，李东垣根据《内经》中脾的生理特征，提出了自己的观点。李东垣指出，治疗脾胃病不但要健脾，还必须升清，于是创立了名方“补中益气汤”，治疗因清气下陷所致的胃下垂、子宫下垂等疾病，效如桴鼓。然李东垣的脾胃论单纯论脾而不涉胃，不能算作是真正的脾胃论，而清代的叶天士则填补了这个缺憾。叶天士不仅是温病大家，擅长以卫气营血辨治温病，同时也是治疗脾胃病的名家。脾宜升则健，胃宜降则和，脾喜刚燥，胃喜柔和，叶天士根据脏腑学说提出了“养胃阴”之说，而王旭高将脾胃病的理论予以总结。

胆为甲木，内寄相火，火性上升故胆乘胃；肝为乙木，性喜条达，肝郁而乘脾，致肝郁脾虚，此为脾胃病的两大类型。此外，由于人体禀赋的不同，气候变化的影响，又有脾胃虚寒、脾胃湿热和寒热错杂的区别，而痛久则虚、痛久则瘀、饮食过饱则夹滞，亦必须一一辨明。由于每种脾胃病都有自己的特点，故治疗应先辨病，后辨证，但辨病后的辨证施治，其指导理论仍与肝胆脾胃四者相关，并没有离开王旭高总结的范围。今举不同病种的病例加以说明。

一、慢性胃炎

1. 胆热乘胃

鲁某，男，46岁，2007年3月5日初诊。素体强健，近来常感冒，胃脘轻度胀痛，嗳气，便溏，中脘轻度压痛，舌苔白腻质红，脉弦滑。胃镜检查：中度萎缩性胃炎及十二指肠球炎，中度肠化，幽门螺杆菌（Hp）(+)。辨证为胆热乘胃，治宜泄胆和胃。方药：姜半夏10g，九香虫10g，乌贼骨12g（先煎），香橼皮10g，佛手柑10g，刺猬皮10g，甘松10g，枳壳5g，蒲公英12g，红藤30g，吴茱萸5g，黄连5g。7剂后，胃脘胀痛、嗳气消失，舌苔转薄白，脉弦。原方进退出入约100剂。7个月后复查胃镜示：肠化及萎缩性胃炎均消失，浅表性胃炎，Hp(–)。

马某，男，44岁，2006年5月10日初诊。患者形瘦，但食欲良好，近1年来常感胃脘饱胀，嗳气泛酸，胃脘轻度压痛，舌苔薄白腻，脉弦。胃镜检查：中重度浅表性胃炎，Hp(+)。辨证为胆热乘胃，治宜泄胆和胃。方药：吴茱萸5g，蒲公英15g，红藤30g，枳壳5g，甘松10g，乌贼骨12g，瓦楞子30g，佛手柑10g，制半夏10g，九香虫10g，刺猬皮10g。7剂后，胃脘饱胀减轻，胃纳奇佳。21剂后，已无任何症状。前后共服84剂。5个月后复查胃镜示：轻度浅表性胃炎，Hp(–)。停药观察1年半，仍无不适症状，胃纳甚佳。

2. 肝郁脾虚

肝郁脾虚是慢性胃炎最常见的另一种证型。肝体阴而用阳，性喜条达。现代社会竞争激烈，物欲横流，易使精神紧张、性情浮躁、情绪不遂而致肝气郁结。肝郁乘脾常见胸胁不适或隐痛，食入则脘腹饱胀、嗳气，或吞酸、嘈杂，气恼时上述症状

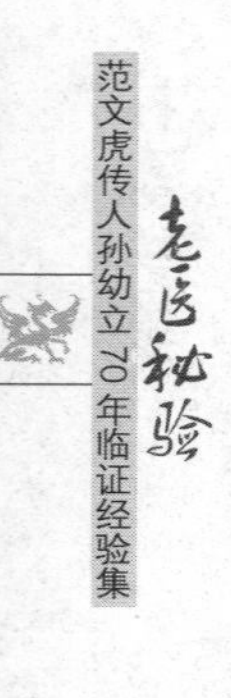

加重，纳谷不馨，大便常溏泄，腿软乏力，舌苔淡白腻，边缘齿痕，脉细弦；治宜泄木培土；方以柴芍六君子汤为主，随症加减，常可取效。

杨某，女，28岁，2005年8月3日初诊。患者反复肝区不适，胃脘胀约3年，面晦形瘦，胃纳时好时差，性情不好时食欲减退，食入即有胀感，久治不愈，大便不实，下肢软乏，舌苔薄白腻，脉细弦。胃镜检查：轻度萎缩性胃炎及轻度肠炎，Hp（–）。肝功能正常。辨证为肝郁脾虚，治宜泄木培土。方药：柴胡10g，杭白芍15g，广木香6g，砂仁9g，太子参30g，白术20g，茯苓10g，炙甘草5g，制半夏12g，陈皮10g，乌贼骨15g（先煎），佛手柑10g，厚朴花10g。14剂后患者渐有食欲，食后胀感亦减，但逢情绪不遂时，腹胀复发。建议患者暂时放弃工作，休息调养，前方加川楝子、元胡各10g，再服14剂。此后患者觉腹胀明显减轻，食欲逐渐增进，大便转实，精神亦好转。上方进退出入共服150剂左右，虽然患者食多后仍有胀感，但症状较前减轻，2006年复查胃镜示：轻度萎缩性胃炎，无肠化。建议服药10天，停药10天，再治疗半年，然后停药。另外，本症来之于精神紧张，情绪不遂，如果病因不消除，自难彻底解决。

3. 食滞中焦

慢性胃炎患者常因饮食不节或恣食膏粱厚味而出现胃脘饱胀或胀痛交作，纳谷呆滞，嗳气或矢气则舒，口有臭味，脉多弦滑，舌苔白腻或黄腻。此乃食滞积于中焦，胃气不能下行，必须用和中宣化法，方用和中消导饮。方药：苏梗10g，山楂10g，谷芽15g，麦芽15g，枳壳10g，鸡内金20g，莱菔子20g，砂仁10g，木香10g，槟榔8g，青皮5g，陈皮5g，一般3剂即可缓解。所谓初病易治，积滞去后，胃气运行正常，往往旧恙亦可同时减轻，此乃孙老多年临床经验所得，屡验不爽。

谢某，女，71岁，退休教师，2002年8月15日初诊。患者患中度萎缩性胃炎10余年，时瘥时剧，此次恣食不消化食物而出现胃脘饱胀隐痛，不思饮食，嗳气则舒，腹痛难受，大便难解，舌苔白，脉滑。此前多次服用中药无效，盖医者仍用原来方药酌加少许消导药而未改弦易辙之故。用上方3剂，立效，可以为证。

4. 胃阴虚

慢性胃炎中比较少见的是胃阴虚型。临床症见胃纳呆滞，常无食欲，大便干结，5～7日一行，口虽干却不思饮，手心热，唇红，肢体倦怠，舌光红中裂深，少津，脉弦细。盖胃阴不足，日久必然影响胃气，故纳呆；阴虚生内热，故手心烦热；阴津不足则便干；长期食欲不振，后天生化失源，则肢体倦怠。清·魏玉璜的一贯煎即为此证而设，孙老将此方略加调整。方药：生地20g，元参10g，北沙参10g，麦冬10g，杞子15g，当归10g，川楝子10g，铁皮枫斗15g，制首乌10g，随症加减。此方须长期服用，才能取效。

王某，女，62岁，2005年10月8日初诊。患者患中度萎缩性胃炎伴中度肠化已10余年，Hp指数在5000以上，曾求治多家三甲医院消化科专家10余年，服用多种进口西药，均无明显疗效。现症见形体消瘦，体重减轻，头晕乏力，纳呆，大便约5日一行，燥如羊屎，口干不思饮，唇红，手心热，脉弦，舌红中裂深，扪之无津液。投以上方，服30剂后，头晕、倦怠略见改善，大便仍5日一行，质稍软，舌少津，纳仍差；又服30剂，纳谷渐馨，精神略振，大便3～5日一行，Hp指数

3000。从上述情况分析，治疗只能算作有效，但因乏力症状改善，患者已相当满意。

西药的三联疗法虽然可以减少或消灭幽门螺杆菌，减轻胃部症状，缓解患者的心理压力，但目前尚存在耐药、复发率高及远期疗效较差的问题。

二、胃下垂

胃下垂用补中益气汤治疗已为医家所熟悉。轻度胃下垂用补中益气汤全方多有效；中度或中重度胃下垂则疗效不理想，同时兼有胃炎者亦然，但若在原方中加重黄芪剂量至60g左右，再加用枳壳20～30g，则疗效立显。盖枳壳功取行气化滞时，剂量为5～10g便足够了，若重用可调节平滑肌，从而起到升阳举陷的作用，此为古书所不载。胃下垂患者如伴大便秘结者，可再加莱菔子或槟榔，消补兼施，才能见效。

王某，男，68岁，教师，1999年2月1日初诊。患者身高消瘦，诉多年来每于食后2小时左右即感脐周胀满不适，按之胀甚，如进年糕、汤团等难以消化的食物时则胀感加重，早晨症状减轻，便调，脉沉细，舌苔薄白。诊断为胃下垂，多次求治于脾胃病专家，未见明显疗效。查前医中有用补中益气汤全方者，似为对证，何以不效，细细思忖，盖患者年事已高，机体功能下降，脾虚中气下陷加重，而方中黄芪剂量仅30g，实难收功，而且胀满的成因，除气虚外尚兼有气滞，故必须加用枳壳以行气化滞，故于补中益气汤全方中加枳壳15g，同时黄芪增为60g。药进1剂，胀感即明显减轻，5剂后胀感消失。

三、消化性溃疡

消化性溃疡一般分为两型，一为脾胃虚寒型，一为气血瘀滞型。脾胃虚寒型多见于十二指肠球部溃疡，症见胃脘隐痛，痛多作于饮后1时许，按之则瘥，腹肌柔软，面色不华，畏寒肢凉，舌苔淡白，边缘齿痕，脉细或濡细。近代名医秦伯未喜用黄芪建中汤治疗。章次公则认为，该方应再加海贝散及瓦楞子，海贝散必须研细末吞服，粉末可密密层层盖满溃疡处而起到收敛创口之效。遵照章师教导，孙老将此方应用于十二指肠球部溃疡患者，果然随手取效，但此方用于胃溃疡无效。盖胃为水谷之海，多气多血之腑，易实易瘀，治不宜峻补。胃溃疡初期，若呕吐大量褐色血液，则必须禁食。当患者有饥饿感时，可进少许流质或半流质，此时患者多见胃脘刺痛，或痛处拒按，痛处往往固定不移，脉常弦滑，舌质紫，舌底络脉紫暗，治宜化瘀为主佐以扶正。自拟溃疡煎，方药：三七粉3g，蒲黄10g（包煎），五灵脂10g，白及10g，威灵仙15g，乌贼骨15g，瓦楞子30g，乳香5g，没药5g，太子参20g，黄芪30g。此方治疗胃溃疡多达百例，疗效显著。但老年胃溃疡患者伴反复呕血及下黑便者，预后险恶，即使中西医结合治疗，亦难挽救。

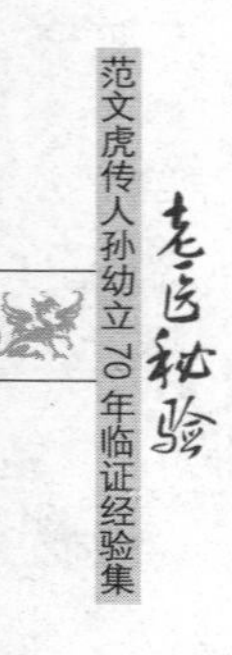

继发性闭经

继发性闭经是指原来月经正常，而现在因为某种病理性原因出现月经逐渐稀发，甚至停经6个月以上者。继发性闭经大致可以分为两型，一是肥胖型，二是消瘦型。近年来本病发病率有上升趋势。

一、肥胖型

本型的临床表现为：原来月经正常，随之形体逐渐丰腴，食欲增进，体重明显增加，容易入睡，而月经逐渐推迟，经量逐渐减少、稀发，最终停经，停经时间在6个月以上；查基础体温单相，宫颈黏液无典型羊齿状晶体，卵泡刺激素（FSH）及黄体生成素（LH）一般均正常，而雌二醇（E_2）略低。中医传统理论认为，气血津液可以相互转换，脾胃不运，津液可变为痰，痰瘀同源，故经血愈少，痰瘀愈多，终致胞脉瘀滞，经水被阻，血不下行而致闭经。本型的治疗关键在于逐瘀。

王某，28岁，未婚，澳大利亚留学生，2005年5月10日初诊。15岁初潮，月经周期28～32天，经期4～5天。4年前起，患者出现体重逐渐增加，而月经周期逐渐推迟至40～45天，量亦减少。3年前月经周期变为3月一至，直至6月一至，现已停经半年。今年曾用人工周期疗法治疗，药后月经如期而至，但量少，2天左右净，连续治疗了4个月。现诊见面色红润，眠食俱佳，大便常数日一行，质硬，脉沉弦，舌苔薄白，白带少，无羊齿状晶体，E_2略偏低，FSH及LH正常。诊断为继发性闭经；辨为瘀阻胞宫，经血被阻不能下行；治以逐瘀通腑。方药：桃仁15g，红花12g，三棱10g，莪术15g，穿山甲10g，土鳖虫12g，泽兰15g，制大黄10g，7剂；另加服大黄䗪虫胶囊，每日2次，每次4粒。连续服用21剂后，5月31日经至，量较多，色紫伴少许血块，5天净，大便通畅，每日一行。此乃瘀血已下，腑气得通。经净后再服28剂，大黄䗪虫胶囊亦继续服用，以巩固疗效。其中患者6月29日月经来潮，来潮时继服上方4剂，经量略多，经色转红，无血块，5天净。再按上法治疗1月，之后月经周期正常，体重略减轻，复查性激素全套正常。

二、消瘦型

孙老曾治愈6例消瘦型继发性闭经者。患者们均因劳累过度导致月经逐渐稀发，直至闭经。虽人工周期疗法治疗有效，但停药后又复发，用养血调经、补益冲任如八珍汤、五子衍宗丸等中药亦无效。孙老认为，此证乃素禀不足，劳累过甚，以致肾精亏损，冲任匮乏，血海空虚，无血可下。夫形不足者，补之以气；精不足者，补之以味。此精血亏损证，非血肉有情之品无以填精益髓、补养冲任，故用龟鹿二仙膏加阿胶、鳖甲、紫河车、海马、海狗肾等药才能奏效。

童某，25岁，未婚，2004年8月28日初诊。15岁初潮，月经周期30～40天，经期2～3天，量较少，形体消瘦，畏寒肢凉，饮食如常，近年来常感腰酸，因工作繁忙未予注意。4年前月经迟至50～60天一至，量逐渐减少，2天即净。1年前月经延迟至5～6月一至，经量少，1天净。此次就诊时已停经半年，无白带，眠食俱安，舌苔薄白，脉沉细，查白带无羊齿状晶体，基础体温单相，E_2略低。辨为肾精亏虚，冲任不足；治以填精益髓，补养冲任。方药：龟甲胶10g（烊化），鹿角胶10g（烊化），阿胶10g（烊化），巴戟肉10g，菟丝子15g，海马3g，紫河车10g，苁蓉10g。此方加减出入共服28剂，月经方至，量多，色紫红，6天净。月经干净后，再用上方加丹参30g，鸡血藤30g，服28剂后经至，乃停药。目前患者月经周期为38～45天，经期3～4天，基础体温双相，E_2正常。

肝硬化逆转三例

现代医学认为，肝纤维化可以逆转，但是肝硬化无法逆转。孙老执医70余年，曾成功将3例肝硬化逆转，且其中两例属于晚期肝硬化，今报告于下。

案1 黄某，女，68岁，马渚云楼人。因“腹胀大，伴下肢高度浮肿1月”于2001年8月3日初诊。顷诊：面色黧黑，纳无味，精神不振，脐凸筋青，两下肢高度浮肿，脉沉，苔薄白，述近1个月尿量减少，腹围逐渐增大。B超：肝硬化，脾大，大量腹腔积液。生化：白蛋白低，白球蛋白比例倒置，肝功能异常。乙型肝炎病毒标志物检测：大三阳，HBV-DNA增高。西医诊断：晚期肝硬化腹水。中医诊断：水肿，鼓胀。辨证：肝脾肾皆虚，气血水搏结，三焦失司，水泛络伤。治法：急则治其标，先予活血利水。方药：柴胡12g，三棱10g，莪术15g，鸡内金20g，桃仁10g，槟榔8g，郁金15g，炙鳖甲18g（先煎），黑丑3g（研末吞服），白丑3g（研末吞服），3剂。另口服双氢克尿噻片25mg，每日3次，每次1片；安体舒通片20mg，每日3次，每次1片。

8月6日复诊：服药后，每日尿量达3000mL左右，下肢浮肿消退，腹水减轻，纳食增加，原方去黑丑、白丑，加黄芪30g，车前草20g，丹参30g，7剂，停西药。

8月13日三诊：尿量仍多，下肢浮肿已微，腹水续消，纳有味，精神好转，此时水湿之邪渐去，当增扶正药品以治其本。方药：太子参30g，白术15g，猪苓10g，茯苓10g，黄芪

30g，柴胡10g，丹参20g，鸡内金15g，郁金15g，桃仁10g，泽泻10g，车前草10g，三棱10g，莪术15g，炙鳖甲18g（先煎），14剂。以后以此方为基础加减出入，同时服用大黄䗪虫丸。服用半年后患者症状消失，饮食良好，且能每天参加轻微劳动，故要求停药观察。1年后复查肝功能、乙型肝炎病毒标志物、HBV-DNA、肝纤维化四项检查均正常，B超提示肝脾正常。随访至2013年12月31日患者仍健在，且每日能参加轻便家务劳动。

案2 顾某，男，64岁，河姆渡农民。因“腹大，饮食难进及下肢浮肿1月”于1963年8月8日初诊。患者1个月来，出现小便逐渐减少，腹胀大不舒，饮食入胃后胀满加重，大便干结，双下肢浮肿，现已肿至大腿，面色黧黑，乏力，脉沉弦，苔薄白。查肝功能异常，B超提示肝脾增大。西医诊断：晚期肝硬化腹水。中医诊断：水肿。辨证：肝脾肾皆虚，气血水搏结。治法：二便不利者，当先通大便。处方：制大黄10g，槟榔9g，枳壳6g，厚朴6g，黑丑3g，白丑3g，青皮8g，泽泻15g，3剂。

8月11日二诊：诉药后下腹疼痛3小时后，下褐色大便3次，质较稀；6小时后小便增多；3天内共排尿2000mL左右，下腹痛消失，饮食略增，脘腹胀痛减轻，苔薄白，脉沉弦。此时腑气已通，尿量仍不理想，急则治其标，当以通利小便为主。方药：猪苓15g，茯苓皮30g，槟榔9g，五加皮10g，车前子10g，葫芦瓢30g，制大黄10g，泽泻10g，桑白皮10g，5剂。

8月16日三诊：诉药后第2天，排尿1500mL左右，腹围缩小明显，下肢肿胀亦减轻，腹饥，思食，此乃佳兆。患者年龄已高，宗“一日攻之，二日补之”的原则，改拟疏肝益气健脾法。方药：柴胡5g，香附10g，太子参20g，白术15g，茯苓

10g，姜半夏10g，陈皮10g，米仁30g，郁金10g，炙鳖甲20g（先煎），7剂。

9月2日四诊：患者原方共服14剂，尿量恢复正常，下肢浮肿消失，进食后无腹胀，面渐华，原方加黄芪30g，车前子10g，再服14剂，加服大黄䗪虫丸以消痞。此后每隔半月均以原方加减出入。半年后B超提示肝大小正常，血管网清晰，脾肋下45mm，肝功能正常，胃纳佳，且能参加家务劳动，因经济关系，嘱其单服大黄䗪虫丸，注意休息，饮食以素食为主。3年来随访正常，5年后因酗酒而导致脑出血死亡。

案3 费某，男，41岁，泗门镇人。因“患乙肝5年，服恩替卡韦半年，出现药后头晕不适”于2009年3月18日初诊。顷诊：腹胀，口臭，尿黄，舌苔厚腻，脉弦数，手掌及腹部出现蜘蛛痣。B超提示脾肋下50mm，肝血管网不清；肝功能示谷丙、谷草转氨酶明显增高；HBV-DNA明显增高；肝纤维化四项检查均增高。西医诊断：乙型肝炎，早期肝硬化。中医诊断：鼓胀。辨证：脾胃湿热。治法：芳香化浊，清热利湿。方药：藿香12g，厚朴6g，茯苓12g，滑石30g，制半夏10g，黄芩10g，黄连6g，泽泻15g，虎杖30g，郁金20g，垂盆草30g，陈皮5g，茵陈20g，米仁30g，7剂。

4月2日复诊：诉上方服用后自我感觉良好，腹胀减轻，口臭消除，尿色转黄，舌苔薄黄腻，脉弦数，原方去藿香、厚朴，加平地木30g，14剂。

5月5日三诊：脉弦，肝区压之不适，并有胀感。患者出现气滞血瘀证候，改拟疏肝理气化瘀为主。方药：柴胡12g，郁金15g，丹皮10g，黄芩10g，平地木30g，桃仁10g，川楝子10g，垂盆草30g，穿山甲6g，制香附10g，14剂。同时加服大黄䗪虫丸。

6月6日四诊：症情如前，原方续服2月以巩固疗效。此后，患者断续服药，于2010年7月复查，肝功能正常，乙型肝炎病毒标志物检测为大三阳，B超示脾肋下45mm，嘱其继续服用原方。2012年4月8日复查时患者诉自行停服中药一年半，仅服大黄䗪虫丸约一年。患者无蜘蛛痣，纳食良好，心情愉快，每日工作8小时，在某三乙医院检查：肝功能正常，乙型肝炎病毒标志物检测正常，B超提示肝脾无特殊，肝纤维化四项检测正常，HBV-DNA正常。

以上3例病案，虽症情不同，年龄差异，辨治重点也有区别，但在加用大黄䗪虫丸或最后单服大黄䗪虫丸收治时，均取得良好疗效，说明大黄䗪虫丸可消除肝脾肿大，具有抗纤维化的作用，其机理可见于多篇文献报道。

治疗小儿肠套叠经验

小儿常因饮食的改变、肠蠕动紊乱、病毒感染等原因引起肠套叠，临床表现为表情痛苦，啼哭不休，常伴有恶心，呕吐胃内容物，大便难下或伴有血液，腹部可触及条索状物，按之大哭，一天后可出现高热，白细胞升高。根据病史及临床表现，可以初步诊断本病，但最终诊断还须依据 B 超检查来明确套叠部位。本病属于小儿外科治疗范围，目前尽管外科手术非常先进，但亦有少数病例出现术后继发肠粘连，此时患儿可再度出现高热、烦躁、啼哭不休、大便秘结、恶心呕吐，而部分患者家属难以接受再次手术而选择中医治疗。孙老在紧急中医会诊的情况下曾 5 次用中医治疗小儿肠套叠，无一例失败，今举 2 例示人。

案 1　王某，男，1 岁 2 个月，1992 年 10 月 12 日初诊。患儿有从床上跌落的病史，6 小时后出现高热，烦躁啼哭，呕吐乳汁，并伴少许食物残渣，微量血便，送某三乙医院小儿急诊，确诊为肠套叠，立即手术治疗。术后 4 小时，患儿体温迅速下降，但 18 小时后，体温再次上升至 39℃，血中白细胞增高，患儿哭闹不休，右侧可触及小肿块，诊断为术后肠粘连，建议再次手术，遭家属拒绝，转而要求中医治疗。顷诊：患儿面红赤，气粗，时而大声啼哭，腹胀，大便未解，苔黄厚，指纹紫滞。此乃阳明腑实，典型的大承气汤证。方药：生大黄 8g（后下），元明粉 6g（冲服），枳实 5g，厚朴 6g，1 剂，鼻饲。服药 3 小时后患儿矢气，旋即解下颗粒状大便 3 枚伴少许褐色血液，随后腹胀消退，体温下降，患儿不再啼哭，说明粘连已解。次日再服生大黄 5g（后下），枳实 4g，厚朴 3g，黄芩 5g，1 剂，以巩固疗效，继续住院观察，7 日后平安出院。

案 2 徐某，女，2 岁 4 个月，1999 年 3 月 6 日初诊。患儿 5 日前从桌上摔下，1 日后出现上腹部阵痛，伴呕吐胃内容物，大便秘结，即往某三乙医院儿科诊治，诊断为肠套叠，但未能明确套叠部位，故暂未手术。后来家属喂服患儿饼干、面包等固体食物，食后 1 小时左右即全部吐出，故请中医会诊。顷诊：上中腹胀大，阵发性疼痛，疼痛部位难以确定，无发热，大便 3 天未下，舌苔白后腻，指纹紫滞。此乃阳明腑实，食滞中焦，胃气不降。方药：生大黄 8g（后下），元明粉 6g（冲服），枳实 5g，厚朴 5g，制半夏 6g，陈皮 5g，2 剂。药后下大便 2 次，质干，伴有少许褐色血液，腹胀减而疼痛未缓，盖患儿不断食饼干等固体食物。嘱患儿禁食，原方加鸡内金 10g，莱菔子 10g，共进 3 剂。此后腹胀痛除，呕吐未作，停药观察 5 日，无殊而愈。

附　小儿肠梗阻

患儿，男，3 岁，2013 年 11 月 17 日初诊。患儿突然腹痛，大哭，烦躁不安，呕吐食物残渣，1 日前曾吃年糕等不消化食物。即去某三乙医院儿科急诊，查血常规正常，CT 诊断为肠梗阻，予抗生素等治疗。第 2 日，患儿腹痛减轻，但不矢气，不大便，恶心，拒食，表明梗阻未解，因家长不愿手术，乃来中医求诊。顷诊：患儿消瘦，平时喜吃水果零食，不肯吃饭，腹右上侧触及一斜条索状物，触痛，舌苔白腻，指纹紫滞。此乃阳明腑实，胃气上逆，法当急下。方药：生大黄5g（后下），枳实3g，厚朴5g，制半夏6g，2剂。同时针刺四缝穴及督脉捏脊，按摩脾俞、胃俞。

11月20日复诊：药后矢气，得大便3次，先干后溏，呈褐色，腹痛缓解，恶心止，可进少许流质，舌苔白腻已退，舌质红，唇红。患儿已脱险境但有伤津现象，改拟养胃阴为主，方药：乌梅6g，山楂6g，鲜石斛5g，怀山药5g，5剂。

11月25日三诊：患儿家属诉患儿胃口已开，大便每日1次，成形，面色红润，舌质淡红，指纹淡滞，再拟养胃阴、益胃气以善其后，上方加北沙参6g，7剂。7日后随访，谓孩子已恢复正常，胃纳佳，二便正常。

按：小儿为稚阴稚阳之体，易虚易实。本例为吃年糕等不消化食物造成的急性肠梗阻实证，治疗必须急下，但大承气汤中的元明粉十分难吃，患儿本有呕恶，更难下咽，故去之，改加制半夏以止呕。药后矢气，大便通畅，说明梗阻缓解，但承气中的厚朴辛温香燥，容易伤阴，病情迅速由实转虚，出现伤津现象，故二诊时改拟养胃阴为主。胃阴得养，胃气得复，食欲立即恢复。三诊时再加沙参养阴益气，以善其后，小儿脏气清灵，邪实既去，胃气已复，很快可恢复健康。

菌毒同治

约从20世纪90年代开始，凡发热患者，特别是高热者，往往喜先行西医抗生素治疗。到21世纪的今天，这种行为几乎成为常规，一些患者要发热5～7天不退才会考虑中医治疗。我国历代名医，自“医圣”张仲景到吴又可、叶天士、吴鞠通、王孟英，直至近代范文虎、丁甘仁等均是治热病高手，他们所著的医籍中留下了极其宝贵的治热病的经验，现代中医必须全面继承并加以发扬。

目前国家已禁止滥用抗生素，而因菌毒同感的发热有逐渐增多趋势，这是发扬中医优势的大好机会，今介绍四则发热病例于下。

案1 王某，男，78岁，教师，2010年3月2日初诊。2009年冬天因脑梗死去上海某三甲医院治疗1个月后，左侧偏瘫消失，却开始发热不退，回余姚后住院继续治疗15天，仍高热不解，伴咳嗽，痰黏不易咳出，气急，就诊于孙老。患者高热持续已有1个月，白天38.3℃～38.8℃，晚上38.9℃～39.3℃，面红赤，频咳，痰不易咳出，动则气急，尿热赤，大便5日不下，脉滑数，舌红少苔，扪之无津液，唇焦，齿龈成黄色瓜瓣状；查血常规正常，C反应蛋白轻度升高，胸片示支气管炎及左下叶肺部感染。西医诊断为上呼吸道感染，菌毒同感。中医认为，此系春温，温邪久羁，热甚伤津则尿热赤，唇焦，痰液难咳；肺气上逆则咳嗽；肺与大肠相表里，肺移热于大肠，则腑气不行，大便秘结。因腑实而且津液已涸，只能增水行舟一法或可挽回。方药：生地30g，玄参12g，麦冬10g，鲜石斛12g，枇杷叶10g，杏仁10g，生大黄9g（后下），2剂。

3月5日二诊：药后见腹鸣，下宿垢5枚，后又下褐色稀便3次，下午体温下降至37.5℃，咳嗽、咳痰减轻，仍面赤，舌红无津，脉数。此时腑气虽通，阴液未复，当继续养阴生津，清肺化痰，但患者年岁已高不宜再用峻剂，宗清·喻嘉言“清燥救肺汤”意，于原方去大黄加火麻仁9g，5剂。患者服用3剂后热解，拔去氧气管，5天后停止输液，病情稳定，观察5天后出院。

本案西医诊断为左下叶肺部菌毒同时感染，经西医相关治疗后仍高热持续不退，中医辨证细微正确，用药果断，如此重症只诊治2次即获立竿见影之效。

案2　魏某，女，68岁，退休职工，2012年10月3日初诊。患者患有干燥综合征，9天前开始出现畏寒发热，早晨体温37.5℃～37.8℃，下午上升到38.5℃～38.9℃，头晕，查血常规见白细胞、中性粒细胞均显著升高，已行抗生素等输液治疗8天，热度不减，故就诊于孙老。顷诊：发热面容，时感畏寒，口干苦，不思饮食，胸满，舌苔薄白，脉弦而略数。中医认为，发热9天仍畏寒，从卫气营血辨证看，病位仍在卫分，因无脉洪数、口渴引饮，则病邪不在气分，宗“在卫汗之可也”，故应辛凉清解；症见寒热往来，口苦胸满，从六经辨证看，则邪在少阳，当用柴芩和解，板蓝根能抗病毒，可以加用。方药：银翘散全方加柴胡10g，黄芩10g，板蓝根30g，3剂。患者服1剂后即汗出热解。

本例显然系菌毒两感，西医仅抗生素治疗不能抗病毒，故发热8天不退；中医从温病卫气营血学说及伤寒六经学说同时辨证，认为邪在卫分，属少阳证。本案辨证正确，选药精当，1剂热退，正如《内经》谓“体若燔炭，汗出而散”也。

案3 胡某，男，20岁，学生，2012年5月22日初诊。患者2日前突然寒战高热，汗出不解，咽红痛，恶心；查血常规见白细胞升高。立即给予抗生素和抗病毒药治疗，同时服用退热药，经治疗后汗出，体温退了1℃左右，但数小时之后体温又继续上升。顷诊：高热面容，四肢厥逆，口干，不思饮食，大便3日不行，今日出现水样便，苔白厚腻，脉数。西医诊断为上呼吸道感染，菌毒同感。中医认为，从卫气营血学说分析，寒战发热表明邪仍在卫分，无渴喜冷饮、脉不洪数，表明邪未及气分，但有气营两燔的趋势；从六经辨证学说分析，寒热往来表明邪在少阳，大便秘结难下，今又下水样便，表明是典型的热结旁流证。按卫气营血与六经辨证学说共同辨证立法处方，选用银翘散全方以辛凉解表，加柴胡、黄芩和解少阳，再加用小承气汤通腑泄热。2剂后得汗，又下燥屎6枚，体温下降至37.7℃，次日畏寒、咽痛消失，热退，能进食。如此菌毒同感重症，投药2剂而愈，尽显中医药威力。

案4 袁某，78岁，干部，2012年6月13日初诊。患者3天前劳累及受凉后，突感畏寒发热，全身骨节烦疼，口干，不思饮食，咳嗽少，无痰，轻度气急。次日即赴某三乙医院急诊，诊时查体温38.9℃，血常规正常，胸片示两肺下野有较多阴影，诊断为两下肺感染，菌毒同感。因患者年老，恢复较慢，且有一定危险性，建议住院，遭患者拒绝，予抗生素（药名不详）治疗2天，体温下降至37.9℃，但纳差、乏力加重，故就诊于孙老。顷诊：急性病容，咳嗽少而短气，痰白黏，口干，唇紫红，溲赤，脉浮数，舌苔中剥裂脱液，舌质红。中医认为，此为病温，温邪上受，首先犯肺，故见畏寒发热，咳嗽短气，表明邪在卫分，当须解表；口干脉数，舌红溲赤，舌质红，表明气分之邪已炽，必须清气；患者舌苔大范围剥裂脱液，则是元气已虚，气津两伤。叶天士有“务在先安未受邪之地，恐其陷入易易耳”之言。故治疗须养阴生津以固护胃阴。方药：金银花35g，连翘10g，桑叶10g，白菊花10g，甘草5g，牛蒡子10g，杏仁10g，桔梗5g，芦根30g，川贝母5g，知母10g，生地20g，鲜石斛12g，3剂。

6月30日二诊：药后热解，咳痰白黏，较易咳出，气急缓解，纳仍不香，脉微数，舌红脱液。此乃邪热渐去，阴液未复，胃气亦未复，宗喻氏“清燥救肺”之意，更方为：枇杷叶12g，桑叶10g，杏仁10g，生地20g，川贝母6g，玄参12g，麦冬10g，火麻仁10g，芦根20g，鲜石斛12g，金银花20g，甘草5g，7剂。

7月9日三诊：患者精神好转，再以益气养阴以善其后。方药：太子参30g，麦冬10g，五味子5g，生地20g，知母10g，玄参10g，鲜石斛12g，芦根30g，川贝母5g，怀山药10g，甘草5g，百合20g，7剂。随访10天，患者症状消失，饮食增进，已恢复正常生活。

本案诊断为老年性重症肺炎，危险性很大，患者尚有脑梗死病史，症情复杂，增加治疗难度。本案从温病卫气营血学说辨证入手，认为邪在卫气之间，而患者元气虚弱，阴津亏损，有内陷之虞，故用辛凉透达以清气分之邪之外，同时加用生地、芦根、鲜石斛等养阴生津之品，使正气得充，托邪外出，从而迅速解热，以后继续扶正祛邪、养阴生津同时并进，取效迅捷。如此老年性重症肺炎在未用抗生素的情况下，治疗半月左右，即取得了缓解之效，表明中医药完全能够治疗热病，尤其是菌毒同感病例。

治疗秃发经验

秃发是皮肤科常见病，分为全秃、斑秃及脂溢性秃发。治疗时应根据患者的体质及症状，辨证施治，才能得到较好的疗效。秃发中以脂溢性秃发最为难治，单纯性斑秃较易治愈。

一、全秃

全秃与患者免疫密切相关，也与情绪有关。

案 应某，女，32岁，古路头村人，2002年3月初诊。因与丈夫吵架后生气、恼怒、少眠，逐渐从头顶出现部分秃发，以后范围逐渐扩大，最后竟变为全秃，舌苔薄白，脉弦。患者脱发显然和情志密切相关，故治当疏肝理气解郁，方用逍遥散加玫瑰花、佛手花、厚朴花加减出入，共服21剂，并加服少量激素，嘱其放松情绪，积极乐观。4周后从头顶至四周毛发迅速滋生，且光亮润泽，故而停药。2年后，患者又再次因工作劳累而致全秃。顷诊：面色少华，精神不振，脉弦细，舌质红。肾为罢极之本，过劳伤肾，故治疗重在滋补肝肾，养血生发。方用六味地黄丸合二至丸加炙鳖甲、炙龟甲，35剂后毛发重生，恢复正常，随访3年未再发。

二、斑秃

斑秃在秃发中最常见，往往在头顶或后脑局部出现圆形秃发一个或者多个，范围约2cm×3cm，患者无瘙痒感，毛发枯萎，脉象濡或细，舌淡苔白。斑秃可分为两型施治，一是肝肾阴虚型，二是瘀滞型。前者药用六味地黄丸加二至丸加穿山甲，并外用自拟秃发擦剂（斑蝥3g，细辛3g，炙乳香5g，炙没药5g，穿山甲5g，浸于75%酒精300mL中24小时），一般2至3周可愈；后者药用桃红四物汤加穿山甲、郁金，外用秃发擦剂，2至3周可治愈。孙老治疗百例以上，无失效病例。

案1 樊某，女，20岁，鄞州人，1993年10月9日初诊。患者突然出现头顶圆形秃发，范围不断扩大，以后秃发增至4处，在某三甲医院皮肤科用局部梅花针及在头部注射维生素B_{12}等治疗，加用内服中药和外用药，治疗半年无效，遂来就诊。顷诊：头部圆形秃发4处，范围大小不等，最大约5cm×5cm，局部轻度红肿，伴有痒感，毛发枯萎无华，晨起梳发即有脱落，月经周期正常但量少，面色晦暗，舌质红，脉细。肾主生殖，其华在发，肾精不足，故经量少、毛发枯萎无华，精血不能上荣，故秃发；头皮瘙痒，属于风邪外侵。故方用六味地黄丸加二至丸以补肾精，加少量桃仁、红花以化瘀通络，再加蝉衣、僵蚕、地龙以祛风，外用自拟秃发擦剂涂局部。1周后复诊，患者诉早晨梳头发时已无头发脱落，瘙痒感减轻。原方再进14剂，新发陡长，且色泽乌黑光亮，再加龟甲、穿山甲以育阴。

5年后患者又来复诊，诉末次就诊后见新发长满头，即停止服药，后结婚育子，谁知小孩满月时，头发又开始脱落，且呈大范围脱落，现仅后脑及两鬓角尚有头发，头顶已经脱光，去三甲医院诊治1个月无效，故来诊。倾诊：胃纳尚可，脉沉，舌质红。此乃产后血海空虚，冲任虚损，精血不能上荣，而致脱发。治当填补冲任，益精荣发。方用二至丸合六味地黄丸，加枸杞、菟丝子、龟甲胶、鹿角胶、阿胶，连服14剂。复诊时患者诉新发滋生较多较快，已不戴假发，原方加少许红花、桃仁以通络。又进21剂后，患者诉新发长满头，且色泽乌黑光亮。患者满意而归，随访至2012年8月头发未再脱落，疗效显著。

案2 倪某，男，35岁，余姚人，2008年10月5日初诊。患者后脑部突然出现圆形秃发，范围约3cm×3cm。此乃肝肾阴虚型。患者不愿服六味地黄丸、二至丸等内服药，仅用秃发擦剂治疗。5天后，秃发处出现新发，但头顶部又出现新的圆形秃发，范围约2cm×3cm。告知患者，此种情况必须同时加服中药才能获效，遵嘱服药7剂后，果然不再出现秃发。盖外用药只能治标，内服药才治本，标本同治，方获良效。

案3 邹某，女，30岁，上海人，2013年8月2号初诊。患者10个月前开始出现两鬓角斑秃，以后逐步向头顶及后脑扩散，曾求治于著名三甲医院皮肤科半年余，仍不能阻止扩散，经患者介绍，特从沪来姚诊治。顷诊：斑秃范围达头部3/4，发枯萎易折，但面色红润，营养良好，口干不欲饮，脉弦滑，唇紫，舌红绛，中裂。此乃肝肾阴虚伴血瘀而致的脱发。方用六味地黄丸合二至丸加炙鳖甲、炙龟甲、桃仁、西红花、穿山甲，加减出入，共49剂，配合秃发擦剂外用。经治疗后头部除了枕部，毛发均已出齐。至第7诊时，枕部毛发亦基本出齐，未再掉发。

三、脂溢性秃发

脂溢性秃发是指从鬓角向后延伸，头皮光亮，后脑尚有些许头发，头皮屑多，头皮痒，肥胖体质，平时喜食肥甘，吸烟饮酒，单纯药物难以治愈，需要患者密切配合，改变饮食生活习惯。

案 童某，女，29岁，黄家埠人，2011年11月8日初诊。2年来，患者从两鬓至后脑逐渐落发，且日渐增多，最后变为全秃，仅头顶留有几根乌发，再后来连眉毛也开始脱落，终日带着假发度日。顷诊：患者面色红润，头部光亮，头无痛痒感，饮食如常，家境富裕，月经每次推迟四五日，色紫黑，伴少许血块，量少，唇黑紫，脉弦，舌质红，舌下有紫色小瘀点。患者营养良好，面容光彩焕发，无肝肾不足、气血亏损之象；经色紫黑，显然与瘀滞有关，瘀阻孙络，无以营养毛发，故见全秃。此乃典型的实证，治当活血化瘀通络，恢复正常月经周期，才能见效。方用桃红四物汤（用西红花代红花）加三棱、莪术、穿山甲、丹参、杜仲。2个月后患者月经周期缩短，经色渐红，量增多，有少许黑发在头顶滋生。续用上方出入加减，最后黑发遍布整个头部，眉毛亦同时新生，共治疗5个月，奏全功。

名方续验

咯血证治

咯血是20世纪初至70年代的常见病，多数继发于肺结核。咯血患者求治于西医，发现西医缺乏有效止血的方法，转而求治中医者不乏其人。中医根据患者体质及具体证候，辨证施治，往往取得较好的止血效果。

一、附子理中汤

范文虎老先生曾多次告诫吾辈：伤寒方可治杂病。《伤寒论》的理中汤为治太阴病虚寒下利的良方，范老用理中汤再加温阳的附子治疗咯血，疗效颇佳。虽然在清·唐容川《血证论》中有“温阳法治疗虚寒引起的咯血”的记载，但用此法的医家依然少见。

20世纪20～30年代沪甬一带，患咯血者极众，如见面色㿠白，咳或咯鲜血，脉沉细，舌苔淡白者，范老往往投附子理中汤治疗，附子的剂量一般为3g，如舌苔极淡者可加至6g，一般2剂取效，5～6剂血止。盖离经之血得温则散，得寒则凝，用温药止血后，不易复发。时慈城镇保黎医院院长宓石安医师以西药治疗咯血，效果不理想，故以此方试用于咯血患者，亦获佳效，最后不得不称赞中医药治疗咯血有办法。

1987年3月15日，祝家渡药店经理蒋某以咯血2天前来诊治。患者有肝硬化病史，平时酗酒，症见面色不华，咯血量不多，日七八口，血色淡红，脉沉细，舌苔薄白。孙老即投附子理中汤加味：淡附子3g，党参10g，白术10g，干姜3g，炙甘草3g，侧柏叶10g，艾叶10g，3剂。次日孙老赴杭旅游，在湖心亭忽遇蒋某，大惊，谓："咯血应休息在家，好好服药，为何外出？"蒋笑答："服药1剂血大减，2剂血消失，恰单位给我旅游机会，故今日来杭，不意在湖心亭相遇。"该患者此后未再咯血。

二、血府逐瘀汤

嵊州付某，50岁，自10年前起时常咳嗽咯血，血量时多时少，色红或紫，用西药治疗有效，但反复发作，西医诊断为支气管扩张及两侧肋膈角粘连。1999年10月患者前来我院门诊，症见形瘦色苍，咳嗽不多，胸痛隐隐，咯紫红色血液，日5次左右，纳好，舌质淡紫，舌底络脉青紫，脉细弦。孙老谓此症之所以久治不愈乃因宿瘀在胸，瘀血不去，新血不生，当以逐瘀为主。范老生前常用血府逐瘀汤去桔梗加三七6g治此疾，今亦宗之，药投10剂。半月后复诊，谓药后血止，胸痛仍隐隐。因多年宿瘀不能一朝清除，以后仍投此方，三七减为3g，隔日服1剂，连服3月。2000年3月来访，谓胸痛消失，无咳嗽、咯血已3月余。

三、大黄黄连泻心汤

王某，女，40余岁，本市健民药店经理。1990年春忽然大咯血，血色红，量多，日达200mL，伴有寒战高热，体温39℃左右，查血中白细胞增高。西医予抗生素及止血敏、止血芳酸等止血药治疗3天，不但热不退，咯血反增多，即邀孙老会诊。患者形体丰腴，平时嗜食膏粱厚味，面红气粗，口臭，大便3日未下，脉洪数，舌质红苔厚腻。此乃心火炽盛而刑金，使肺经不宁，营络沸腾，血液妄溢，导致咯血。输液增加血容量，促使咯血加重，嘱立即停止输液。患者心火热甚，又加大便秘结，热无出路，夫扬汤止沸，何如釜底抽薪，故投大黄黄连泻心汤加味，方药：生大黄10g，黄连6g，黄芩10g，丹皮12g，赤芍12g，3剂。2剂后热解，咯血大减，每日仅咯血3口。又进3剂，血止停药。本方药仅5味，不用止血药而血自止。孙老以此方加减，治疗类似患者10例，均获同样疗效。

四、生熟地方

本方乃范老所创，主治阴虚火旺之咯血，组成为生地、熟地、三七、白及。结核病系空气传播，虽富贵人家亦不可免，患者必然出现日晡潮热、颧赤、咳嗽、咯血、食欲不振、日渐消瘦等典型的虚劳证表现，而咯血难止的原因，往往与瘀血有关。此方中，生地与熟地同用，剂量须在30g以上，以达到滋育肾阴，以水涵木的目的，再加白及止血，三七化瘀，药仅4味，却效专力宏。

应某，女，25岁，教师，河姆渡镇人，1981年3月初诊。患者3天前突然咳嗽，咯鲜红血液伴紫红血块10余口，即去医院，诊断为肺结核。治疗3天后咯血仍未能控制，故来求诊。症见颧赤，唇红，手心热，腰腿酸软，消瘦，脉细极，舌红少津，舌下脉络暗红。本病明显系肾阴亏虚，水不涵木，肝火上炎，肺金不宁以致血液妄溢，同时夹有瘀血。故用大剂量生熟地滋养肾阴乃是根本之举，即投生熟地方，2剂后患者咯血大减，5剂血止。

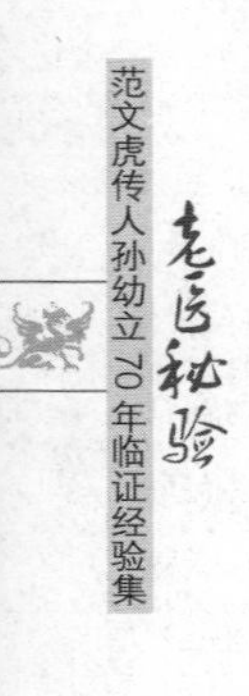

气候变异对流感发病机制的影响及方药变化

曾有人推测，东汉末年长沙一带出现过流行性感冒（流感）暴发，导致许多人死亡，张仲景曾亲自参与了这次抗流感的斗争，并从实践中获得了丰富的临床经验，通过总结凝练，方提出了六经辨证学说及桂枝汤、小柴胡汤、白虎汤、承气汤等著名的方剂，为中医学的发展做出了不可磨灭的贡献。气候的变异往往与流感的流行密切相关。中医传统理论对因气候变化而影响疾病的论点有四，即：至而不至，未至而至，至而不去，至而太过。

一、至而不至

20世纪70年代，余姚的陆埠区与丈亭区曾出现爆发性流感，常常一家数口数日间同时罹病。时值仲夏，夏至已至，天应热而反凉，日平均气温在15℃左右，早晨要穿棉衣。孙老当时就诊的患者一天多达200人，其中约170人患流感。就诊流感患者的主要症状是寒战发热，寒多热少，无汗，体温在38℃～38.5℃，头痛，鼻塞流清涕，全身关节酸痛，少数患者有轻微咳嗽，咽轻度充血。查血常规中白细胞数及中性粒细胞数正常，淋巴细胞及嗜酸性细胞数上升。

此次引起流感的原因为“至而不至”。气候本应热而反凉，患者感受寒邪，邪从足太阳膀胱经而入，郁在太阳阳明之间。治疗若选白虎汤加桂枝，则偏重阳明，而单用桂枝则解表的力量亦显不足，故应太阳阳明双解，选用大青龙汤最为合拍。方中桂枝与麻黄共解太阳表邪，麻桂同用，加大解表的力量；而口渴引饮乃阳明里热已炽，必重用石膏清里热；加甘草、姜、枣调中，使麻、桂、石膏等峻药不致各走极端，而共奏解表清里之功。孙老以此为主方，一般投药1剂得汗，汗出热渐下降，3剂可愈。在1000余例流感患者中，大概有10例男性患者药后出现鼻衄，有人认为是病情恶化，有人认为是麻桂性太峻烈，药不对症，不一而足。孙老告知："鼻衄，《伤寒论》明确指出衄是红汗，是邪热外出、病情好转的表现，一般半天左右可自止，此时不能用止血药止血，因为止血药反而使邪内扰。"果然，患者鼻衄后的次日，发热即呈梯状下降。也有极少数病例出现发热发冷，体温在39℃以上，则改用辛凉解表联合清里热法，方选银翘散和白虎汤，热亦退而愈。另外，大约有12%的患者在服大青龙汤的次日出现短暂的胸闷、烦躁不安等不适，嘱多饮热水，即迅速得大汗而热退，上述症状亦逐渐消退。《尚书》谓："若药不瞑眩，厥疾弗瘳。"殆指此而言。

二、未至而至

1982年，距离冬至还有十天，已出现零度以下气温，即所谓"未至而至"。姚东地区出现散发流感病例，孙老每日接诊10例左右。患者发病不过2天即出现头晕、腿软、十分困乏、畏寒的症状测体温均在37.5℃～38.5℃之间，面色不华，口不渴，舌苔淡白，舌边缘少许齿痕，脉濡数；查血常规中白细胞、中性粒细胞和淋巴细胞大致在正常范围内。孙老认为，未至而至，寒邪入侵，而人体阳气未能充分储藏，难以抵御，邪在太阳，因元气不支而内陷，故出现头晕腿软、行路如坐舟中等症状，急需扶正以驱邪外出。明末清初的医家喻嘉言在《医门法律》中对此症的病机作了详细的分析，并提出以“人参败毒散”逆流挽舟。孙老临证时再加大剂量黄芪，果然效果甚佳，一般3剂即可热退，而疲乏症状也随之消除，少数病例的白细胞偏低亦得到纠正。当然也有一些病例，症状为头晕乏力、面色不华，查血常规中白细胞数为2万以上。患者表现为虚症明显，投加味人参败毒散2剂后，元苏邪亦起，此时患者不但体温上升，而且出现面赤气粗，口渴喜冷饮等气营两燔的症状，则改用温病法治疗而效，此乃个案。

三、至而不去

20世纪初，由于全球气温不断上升，夏至后常常持续高温，此乃“至而不去”。此时散发的流感症状多为寒战发热，热多寒少，早晨体温略降而下午升高，波动在38℃～39.5℃，口渴引饮，面红气粗，大便常秘结不行，脉弦数或滑数，舌苔薄白腻或黄腻；查血常规多在正常范围内。孙老认为，此邪即吴又可《温疫论》中所述的戾气之邪，往往阖家大小，无分年幼，均可波及，症状如出一辙。昔年孙老负笈上海新中国医学院在章次公老师旁侍诊时，章老就常用吴又可的达原饮治疗此疾，颇有效验。但今日之症情，显然比当年所见更重，达原饮解表能力不足，虽有槟榔，但通便功效也较逊，故用达原饮加升降散等组成的抗戾散治疗。全方为蝉衣10g，僵蚕10g，姜黄10g，制大黄5g，知母10g，黄芩10g，羌活10g，板蓝根20g，槟榔10g，厚朴10g，草果10g，共11味，具有解表清里，疏气机、降伏邪之功，一般投3～5剂，即可奏退热之效。

四、至而太过

1940年，已过立秋，距处暑还有5天，依然酷暑难耐，挥汗如雨。门诊来一陈姓老翁，60岁，诉高热不退3天。诊见面赤气粗汗出，大渴喜冷饮，尿赤，脉洪数，舌红，测体温39.5℃。诊断为湿温，辨证为阳明热盛，即投白虎汤加味。方药：生石膏40g（先煎），知母12g，竹叶10g，粳米20g，甘草3g，1剂。次日复诊，仍高热不退，测体温39.6℃，因思壮热汗出不恶寒，大渴引饮脉洪数，乃白虎汤证，为何不效？嘱患者伸舌，见舌中裂，扪之无津，乃悟高热灼津，津液无以上承，化源告竭，单用辛凉重剂无效，必须加用大剂养阴滋液生津之品，乃于原方中加入鲜水芦根200g（煎汁代水），鲜生地30g，玄参12g，麦冬12g，1剂。第三天，果然津回热退，测体温37.2℃，诸恙均明显好转，故以竹叶石膏汤加鲜水芦根30g，鲜生地20g，3剂以善其后。本案明显属于“至而太过”。盖在持续高温环境下，津液先耗于未病之时，一旦温邪入侵，阴津明显不足，必须辛凉与养阴生津同用，方能收效。对于高热津伤，范老喜用鲜水芦根煎汁代水，再加鲜生地，可迅速回津。

近年来，病毒引起的感染发热是当代医家的主要研究课题，而中医则通过匡扶正气、驱邪伐恶、舒展气机、辟邪解邪等方法，进行多种选择或组合治疗疾病，如能总结出一套行之有效的方法，必将对人类健康做出应有的贡献。

同为流感，因气候的变异，病机的不同，治疗方法也迥异，体现了中医因时制宜、因人制宜的医学治疗特色，亦是在现代医学迅速发展的今天，中医仍占有一席之地，并将继续为人类健康做贡献的理由所在。

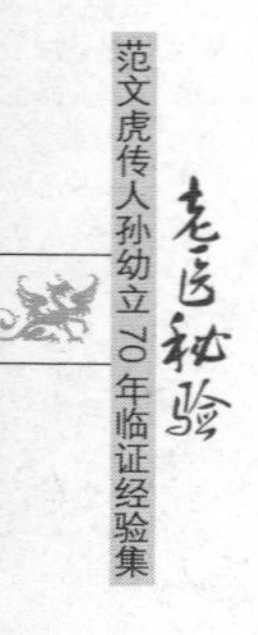

清震汤治疗久泻

徐某，女，54岁，2013年4月5日初诊。患腹泻已30余年，症见腹隐痛或肠鸣即欲泄泻，质或稀或稠，常伴不消化物，日3～4次不等。30余年来在省内外遍求名医，服药均无效，今闻孙老能治慢性病，故来求诊。患者面色灰滞，下肢酸软，舌苔白厚腻，脉滑。显系脾为湿邪所困，清阳下陷、浊阴上升而致的飧泻，故湿不去，则泻不止。

20世纪20年代，范老曾远赴济南，用清震汤（苍术30g，升麻10g，鲜荷叶一大张）治疗张宗昌久治不愈的泄泻，获奇效。本例亦可以用此方以升清降浊。患者3天后复诊，云："服用1剂即泻止，2剂后感腹胀及轻度头晕。"盖患者长期腹泻，肠内几无糟粕，今泻止而有腹胀乃正常现象，嘱进半流质饮食即可解决；头晕可能系清阳骤升所致，不必忧虑。原方再服5剂，此后大便日1～2次，成形，无腹痛、肠鸣，腻苔已退，此为湿邪已尽，后以补脾益肠丸善其后。30余年顽疾，一朝蠲除，患者颇感欣慰。

自创验方

蝉衣合剂治疗过敏性咽炎

过敏性咽炎，中医属于“咳嗽”范畴，临床表现为咽痒，干咳，往往夜间多于白天发作，阵作，无痰或少量白色痰液，常伴有流涕、打喷嚏，不发热，饮食正常。有些患者病情迁延数月或者数年不愈，检查过敏源示：IgE 增高，尘螨或者牛奶、花生等过敏。常规应用止咳化痰药如“止嗽散”“半夏厚朴汤”、甘草合剂或西药等均无明显效果，抗生素也无效。孙老经多年观察，认为本病的病因病机是风邪客咽。咽痒是风邪的明证，风邪不去，咽痒不止，则咳亦不除。经多年临床实践，孙老以自拟“蝉衣合剂”为基本方，随证加减，10 余年来已治疗百例，取得了十分满意的疗效。

蝉衣合剂的组成：蝉衣 15g，玉蝴蝶 10g，大力子 10g，枳壳 15g，半夏 10g，地龙 10g，桔梗 5g，射干 3g，杏仁 10g，贝母 5g，僵蚕 10g，甘草 5g。方中蝉衣、玉蝴蝶、大力子为君药，因风邪客咽，取在上者当轻而扬之义；桔梗、射干均为利咽要药，枳壳能弛缓平滑肌痉挛，共为臣药；佐以半夏降逆，地龙、僵蚕解痉，杏仁、贝母止咳；使以甘草调和诸药。全方共奏祛风利咽止咳之功，故一般服用 7 剂左右即能获效。病案如下。

案 1 杨某，男，54 岁，2006 年 11 月初诊。患咽痒干咳，甚则气急 10 余年，常半小时左右发作 1 次，发作时干咳，胸闷，短气，甚则面赤，流涕，十分难受，10 余年来服用多种中西药物，均告失败。顷诊：饮食如常，面赤，脉浮数，舌苔薄红；查过敏源 IgE 明显增高，花粉、尘螨、羊毛、狗毛过敏。

辨证为风邪客咽，夹有热邪。投以蝉衣合剂加重楼30g以清热。前后共服50余剂，咽痒、干咳、气急逐渐减轻，最后消失，近4年未复发，但复查过敏源依然如故，可能与患者体质有关。

案2 袁某，女，55岁，2006年5月初诊。患者因流涕，咽痒，干咳，夜间咳甚，无痰，不发热，饮食如常，服止咳西药及输液7天无效而来就诊。顷诊：畏寒，脉浮，舌苔薄白。辨证为风邪客咽。投蝉衣合剂5剂。患者服3剂后咳止，其余2剂未服。2007年10月又因咽痒7天来诊，此次仍投蝉衣合剂3剂，服后咳止，近数年来咳未发作。

蝉衣合剂治疗咳嗽变异性哮喘

咳嗽变异性哮喘又称隐匿型哮喘或咳嗽型哮喘，是一种以气道反应性增高为特点的气道慢性炎症性疾病，是哮喘的一种特殊类型。临床上约30%的干性咳嗽是哮喘所致。本病的主要临床表现为干咳、少痰、咽痒、胸闷、气喘。目前西医治疗以肾上腺皮质激素、茶碱类及受体激动剂药物为主，近期疗效尚可，但停药后咳嗽易复发，且易产生副作用。

本病属中医学“痉咳”“百日咳”等范畴。本病常与体质因素（肺脾肾虚、体质过敏），外感因素（包括吸入油烟异味、冷空气及接触过敏源，感染病毒等），情志因素，痰瘀等有关。本病的病机当属外感风邪失治，邪郁于肺，肺气失宣，肺管不利，气道挛急，这与现代医学认为本病病因为过敏体质及气道的高反应性是一致的。故本病的治疗法则为祛风宣肺，解痉平喘。选用自拟方蝉衣合剂加虫类药如蜈蚣、蛇类、全蝎等治疗。蝉衣合剂方中重用蝉衣至18g，配僵蚕、地龙祛风解痉，桔梗、甘草、杏仁、贝母、百部宣肺止咳，枳壳理气解痉，木蝴蝶利咽止咳。全方合用起到了祛风宣肺，解痉平喘的作用，再加上蜈蚣、蛇类、全蝎等虫类药平肝木息风，缓解气道之痉挛，更能加强息风止痉平喘的作用。病案如下。

张某，男，49岁，余姚市陆埠镇洪山村人，2009年7月7日初诊。患者反复咳嗽2年余，每1～2个月发作1次，多因气候变化或嗅刺激性气味而诱发，多次使用抗生素治疗无效，服用支气管扩张剂常可缓解。3天前又因受到寒凉刺激，咳嗽再次发作，遂来就诊。顷诊：刺激性咳嗽频作，夜间尤甚，遇风也甚，伴鼻塞，喷嚏，畏寒，舌质偏淡，苔薄白，脉细滑；双肺听诊呼吸音粗，未闻及干湿啰音；胸片示肺纹理稍增粗；血常规中白细胞 5.2×10^9/L，中性粒细胞 64.1%。西医诊断：咳嗽变异性哮喘。中医诊断：咳嗽。辨证为风寒束肺。治拟祛风宣肺，解痉止咳。方用蝉衣合剂加味治疗，方药：蝉衣 18g，炙僵蚕 10g，桔梗 10g，炙甘草 6g，杏仁 10g，浙贝 12g，百部 12g，地龙 12g，全蝎 5g，蜈蚣 2 条，炙麻黄 5g，桂枝 5g，干姜 6g，炙甘草 6g，枳壳 12g，木蝴蝶 10g。服药 7 剂后，患者咳嗽明显减轻，咳痰减少，色白清稀，不发热，微恶寒，自汗气短，舌淡，脉细。上方去桂枝、干姜、杏仁，加党参 15g，炒白术 10g，防风 10g。续服 10 剂后，患者诸症皆除，随访 6 个月未发。

本病现代医学已经确认是哮喘的一种特殊表现形式，从哮喘论治亦多有较好疗效。中医学对咳嗽亦早有论述。如《素问·咳论》曰："五脏六腑皆令人咳，非独肺也。""久咳不已，则三焦受之，三焦咳状，咳而腹满，不欲食饮。"哮有宿根，脏腑本虚，易感外邪，遇冷风或异味气体、活动、情绪激动均可诱发咳嗽，且久咳不愈。肺为娇脏，加之脏腑本虚，风邪易袭本脏。风邪有"善行而数变""其性轻扬""伤于风者，上先受之""风为阳邪，易袭阳位""风盛则痒""风盛则挛急"的特性，故风邪是本病发生、发展和演变过程中的主要致病因素之一；再加上肺体属金，易受火克，风为阳邪，易于化燥伤津，津伤则肺体失润，痰液无以化生，而出现干咳、咽痒、呛咳等症状。因此临床用蝉衣合剂加虫类药具有祛风宣肺，解痉平喘的作用，治疗咳嗽变异性哮喘往往能切中病机，取得明显效果。

现代医学认为，肺是一个重要的免疫防御器官，其防御功能主要通过以下途径：肺泡中巨噬细胞的吞噬能力，肺其他细胞的化学防御机制，支气管黏膜下淋巴细胞的体液和细胞免疫机制，呼吸道黏膜纤毛的转运机制。现代药理研究证实，一些祛风药具有提高细胞免疫功能，减轻机体对过敏因素的应激反应，拮抗组胺，抗过敏性炎症，使肺小气道由痉挛变为舒张的作用。实验表明，蝉蜕对非特异性免疫有抑制作用，对Ⅳ型变态反应及机体细胞免疫功能也有明显的抑制作用。僵蚕体内的蛋白质有刺激肾上腺皮质的作用；僵蚕还含有甾体 11α－羟基化合酶素，可合成皮质激素；僵蚕的菌丝中存在多种环酯肽类物质，有类皮质激素的作用，可以抗炎解痉，同时又有抗凝、抗血栓、促纤溶的作用。地龙能显著提高巨噬细胞活化率及吞噬细胞的能力，明显增强巨噬细胞的免疫活性。小鼠实验表明，地龙还能显著促进巨噬细胞 Fc 受体的活化。以上这些疏风解痉药物为蝉衣合剂治疗咳嗽变异性哮喘提供了现代药理学有力的佐证。

用蝉衣合剂加虫类药治疗哮喘时也要注意寒热属性，以及兼夹证候。若病久入络，瘀滞明显，应当加理气行瘀之品；咳嗽日久患者往往伴有肺脾气虚，应酌加党参、黄芪、白术等扶正。虫类药运用时要注意药物毒性，因其本身含有异性蛋白，故还要防止变态反应发作。在药物治疗的同时要告诫患者加强身体锻炼，避免受风、受冷和过敏源，预防感冒，这样才能有效地控制咳嗽变异性哮喘的发作。

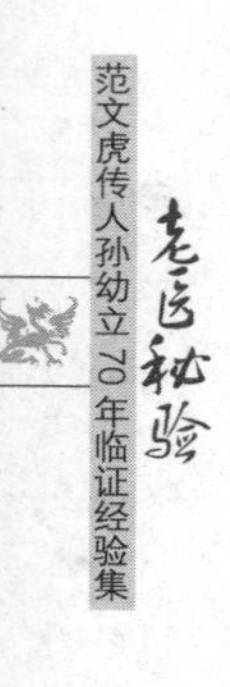

治疗顽固性咳嗽经验

顽固性咳嗽是指咳嗽时间超过8周，咳嗽是唯一的症状或主要症状，胸片和肺功能检查均无明显异常。临床多见于支气管炎、咳嗽变异性哮喘、胃食管反流症和鼻后滴漏综合征等疾病。本病病程迁延，虚实夹杂。《素问·咳论》曰："五脏六腑皆令人咳，非独肺也。"说明咳嗽一症虽属肺脏之病，但并非仅限于肺脏失调而致咳，五脏六腑功能失调都可引起咳嗽。咳嗽的病因不外乎外感或内伤两端，病机多为肺失宣降、寒热夹杂、痰热互结。治疗上根据辨证分型治疗。

一、外邪犯肺，肺失宣降

此型咳嗽常因外感而反复发作，伴咽痒、鼻塞等症状，治以宣肺止咳，自拟百部止嗽散加减。方药：百部、桔梗、荆芥、紫菀、枇杷叶、前胡、炙甘草。体虚易感者加生黄芪、白术、防风，咯痰黄黏者加鱼腥草、金银花，咽痒明显者加蝉衣、射干、僵蚕。

二、阴虚肺热

此型咳嗽多因素体阴虚或咳嗽日久，痰从热化，耗伤肺阴，或肝火犯肺，灼伤肺津所致。症见干咳，少痰，口干或伴午后潮热，盗汗，舌质红，少苔，脉细数。治以养阴清肺化痰，用养阴清肺汤加减治疗。方药：玄参、麦冬、生地、薄荷、炒白芍、白菊花、炙甘草。痰热明显者加黄芩、金银花、蚤休，肝火偏旺者加黛蛤散，痰中带血丝者加牡丹皮、藕节炭、侧柏炭等。

三、痰气上逆

此型咳嗽常反复发作，咳声重浊，痰多，痰出咳平，伴脘痞，呕恶，纳呆，食少，大便时溏，舌质淡，苔白腻，脉滑。治以化痰降逆、宣肺止咳，用三子养亲汤合二陈汤加减治疗。方药：苏子、白芥子、莱菔子、陈皮、茯苓、姜半夏、甘草、桔梗、百部、紫菀、知母等。痰黏白如泡沫且怯寒怕冷者，加干姜、细辛，恶心呕吐者加旋覆花、代赭石。

四、邪阻肺络，气道痉挛

此型咳嗽多见于特异性体质者，常表现为气道高反应性，咳嗽易在就寝时、深夜或早晨发作或加剧，上呼吸道感染、冷空气和运动等都可成为咳嗽症状加重的诱因，而肺部听诊、胸片及肺功能检查均无明显异常。其病机为风邪犯肺，肺失宣降，邪阻肺络，气道痉挛。用自拟之蝉衣合剂加祛风解痉的蜈蚣、蛇类、全蝎等虫类药治疗。全方合用起到祛风宣肺，解痉平喘的作用，再加上蜈蚣、蛇类、全蝎等虫类药更能加强息风止痉、止咳平喘的作用。

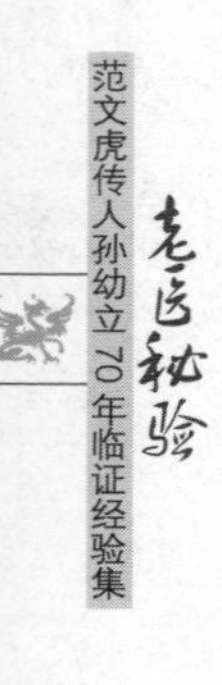

清金抑木汤治疗咯血

自创清金抑木汤以生地、白芍、玄参、麦冬、桑叶、杏仁、川楝子、川贝、丹参、丹皮共10味药组成。范老认为，五行生克，本为金克木，今以木火过炽反而刑金，以致肺金不宁，肺络受损，常见右胸胁隐痛，咳或咯鲜红血液，咯血后，胸胁痛减轻。本方清金抑木同施。

周某，女，23岁，三七市镇人，1983年8月3日初诊。患者有肺结核史。平时性情暴躁，易怒，怒则右肋隐痛，气粗咳嗽，甚则咯鲜红血液，血咯出后胸胁痛好转。近因与夫争吵，咯血复发而来求诊。症见面赤气粗，右胸胁阵痛，脉弦数，舌质红苔薄黄，即以上方与之。5剂后复诊，谓药后胸痛止，咯血量减少，有时痰中夹有血丝，日2次左右。方已得效，嘱再服5剂，并怡养性情。此后未再咯血，闻半年后又因气恼而胸痛，咯鲜血数口，但次日即止，没有服药。

冠心一号治疗冠心病

冠心病是指因冠状动脉粥样硬化使血管狭窄或阻塞造成心肌缺血、缺氧而引起的一种心脏病。本病在中医学属于“胸痹”“真心痛”“厥心痛”范畴。该病多发生于老年人，与体虚、寒邪内侵、饮食不当、情志失调有关，病位在心，但与肝、脾、肾诸脏功能受损有关。

冠心病病机错综复杂，临床上既可表现为气虚、阳虚、阴虚、气阴两虚或阴阳两虚的本虚证，又可呈现为气滞、血瘀、痰浊、寒凝的标实证，但以气虚及瘀血阻络最为常见，而且瘀血常贯穿冠心病的全过程。正如清代名医王清任在《医林改错》中指出:“元气既虚，必不能达于血管;血管无气，必停留而瘀。”所以气虚血瘀型是冠心病最基本的证型。常以益气活血、行气止痛为治疗原则，方以自拟方冠心一号加减。其药物组成：太子参、黄芪、丹参、川芎、红花、降香、郁金、香附、延胡索。方中太子参、黄芪益气；丹参、川芎、红花、降香活血化瘀止痛；郁金、香附、延胡索行气宽胸止痛，取“治瘀当调气，气调瘀易去”之意。随证加减：偏阴虚者加沙参、麦冬、生地；偏阳虚者合瓜蒌薤白桂枝汤加附子；有痰浊者加瓜蒌薤白半夏汤；胸闷、憋气明显者加莪术；心慌、心悸明显者加柏子仁、生牡蛎、五味子；有室性早搏者加苦参、土茯苓；血压偏高者去黄芪，加汉防己、夏枯草、天麻、钩藤；腰酸明显者加杜仲、桑寄生、川牛膝；下肢浮肿明显者加泽泻、车前子。病案如下。

徐某，男，61岁，干部，2009年4月23日初诊。患者于

8个月前突发心肌梗死就诊于宁波李惠利医院，并行冠状动脉造影及冠状动脉成形术（PTCA）支架治疗，症状好转后出院。出院后无明显心绞痛发作，但时感阵发性胸闷、气短，血压一直控制在100～120/65～70mmHg。近1月来自觉胸闷加重，时作时止，伴乏力气短，舌质淡紫，苔薄白，脉弦细涩。查体：脉搏70次/分，血压120/80mmHg，心尖搏动位于第五肋间左锁骨中线外2cm处，心前区无抬举感，心界向左下稍扩大，各瓣膜听诊区未闻及病理性杂音，未闻及心包摩擦音，余无特殊。心电图示：陈旧性心梗，部分导联ST段改变。超声心动图报告：左室整体收缩功能减低，射血分数45%。西医诊断：冠心病，陈旧性心梗，PTCA支架术后，心功能不全（I级）。中医诊断：胸痹。辨证为气虚血瘀。中医治法：益气活血，理气止痛。方药：太子参30g，黄芪30g，丹参30g，川芎15g，红花10g，降香10g，郁金12g，香附10g，延胡索15g，柴胡10g，赤芍10g，枳壳10g，炙甘草6g。每日1剂，水煎服，日分2次服。服药7剂后，患者精神明显好转，胸闷减轻，舌质淡，苔薄白，脉弦细。效不更方，并随症加减，继续服用中药1个月，患者自觉症状消失。复查心电图示：ST段改变消失。超声心动图报告：节段性室壁运动减低，射血分数60%。

冠心病多见本虚标实证，临床表现往往虚实错杂，治疗时应谨守“气虚血瘀”的基本病机，采用“急则治其标，缓则治其本”的原则，准确运用“通”“补”两法，调整脏腑气血偏胜，以达到解除瘀滞症状。补法应以补气为主，兼顾温阳、滋阴、养血、补肾、健脾等法；通法应以活血为主，兼顾理气宣痹、化痰通络等法。根据多年经验，孙老认为，冠心病患者常以老年体虚者居多，临床治疗中有相当部分的患者常常因虚象得不到纠正而使全身症状改善不好，以致疗效不能巩固。因此，临床上选用太子参、黄芪等益气扶正药物，以及丹参、川芎、红花、降香等活血化瘀药物，组成冠心一号。冠心一号具有益气活血、通补兼施的功用，治疗冠心病往往就能切中病机，取得明显效果。

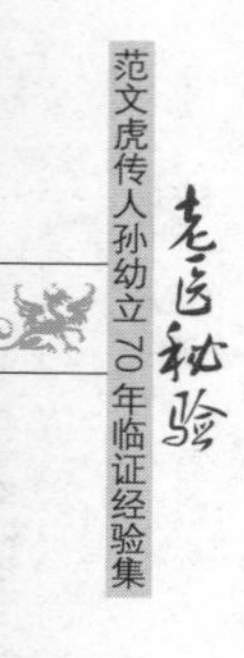

泄胆和胃方治疗反流性胃炎

胆汁反流是多种慢性胃病发生发展的主要原因，而慢性肝病、胆道疾病等往往是引起胆汁反流的主要原因。随着生活水平的提高，胆汁反流性胃炎越来越引起医务人员的重视。

蒋某，男，47岁，余姚市陆埠镇蒋岙村人，2009年8月10日初诊。患者于7个月前出现中上腹部疼痛，呈间歇性发作，近半月来，自觉疼痛加重，呈烧灼样，有堵闷感，食后尤甚，伴泛酸，嗳气频繁，曾服“胃炎合剂”“金奥康”等药，疼痛未缓解，故于今日上午来诊。顷诊：剑突下疼痛，舌质红，苔薄黄，脉弦；胃镜检查示胆汁反流性胃炎，Hp（–）。中医诊断：胃痛。辨证：胆胃不和。治法：泄胆和胃。方以自拟泄胆和胃方加减。方药：川连5g，吴茱萸3g，法半夏10g，香橼皮10g，佛手10g，枳壳10g，玄胡索10g，八月扎10g，甘松10g，九香虫10g，乌贼骨12g（先煎），炒白芍15g，炒麦芽15g，7剂。

8月17日二诊：患者诉服药后自觉胃脘痛减轻，泛酸消失，嗳气减少，舌质淡苔薄腻，效不更法，仍予原方出入加减治疗。半月后患者诉疼痛缓解，仍予原方继续巩固治疗。3个月后患者胃痛消失，无嗳气、泛酸，胃镜复查提示胃黏膜正常，无胆汁反流。

本案为胆胃同病，病机为肝失疏泄，胃失和降，胆热犯胃，治拟疏肝泄热、利胆和胃。方中黄连、吴茱萸为左金丸，具有清肝胆之火，降上逆之气的作用，两药合用，辛开苦降，一寒一热，相反相成，为方中之主药；香橼皮、佛手柑、枳壳、八月扎、甘松、九香虫疏肝理气，和胃止痛；姜半夏化痰和胃；玄胡索理气活血止痛；炒白芍、甘草缓急止痛；乌贼骨制酸；共奏疏肝泄热、利胆和胃之功。

归芍九味汤治疗痢疾

痢疾古称“滞下”，其病机不外乎湿热蕴结肠道，损伤肠络，气滞血瘀，化为脓血，从而引起腹痛、下脓血便、里急后重等不适。

章某，男，67岁，余姚市陆埠镇干溪村人，2009年4月25日初诊。3天前患者因饮食不洁而出现腹痛，腹泻，解胶冻状便，日10余次，在当地医院经西医抗感染、解痉止痛治疗后，上症未减，遂于今日上午来诊。顷诊：腹痛，里急后重，痢下赤白相杂，日10余次，肛门灼热，小便短赤，口干，舌质红，苔黄腻，脉滑数。西医诊断：急性细菌性痢疾。中医诊断：痢疾。辨证：湿热痢。治法：清热化湿，调气行血。方以自拟归芍九味汤加减。方药：当归30g，赤芍30g，白芍30g，槟榔9g，车前子12g（包煎），莱菔子15g（包煎），川连6g，炒枳壳6g，广木香5g，清甘草6g，3剂。3日后复诊，患者诉腹痛已止，里急后重及胶冻状便均消失，舌质淡红，苔腻，脉滑。前法继进，原方去槟榔加米仁30g，怀山药30g健脾止泻，以善其后，随访3个月未复发。

自拟方归芍九味汤即由清·陈士铎《石室秘录》中治疗痢下的通用方加黄连、木香而成。方中当归与白芍重用以和营理血，缓急止痛；广木香、枳壳、莱菔子、槟榔消导行气；黄连清热利湿，车前子清热利尿，使肠中湿热从小便而去，乃为“旁开支河”之义。全方共奏调气行血，消食导滞，清热利湿之功。本案应用归芍九味汤治疗湿热痢体现了刘河间所说的“治痢当首先调气行血”，“调气则后重自除，行血则便脓自愈”。夏秋痢疾流行期间，应用此方治疗湿热痢往往3剂可愈，乃专病专方的范例。

清肾汤治疗急性肾炎

急性链球菌感染后肾小球肾炎（acute post-streptococcal glomerulonephritis PSGN），简称急性肾炎，表现为因链球菌感染后诱发的急性肾炎综合征（血尿、蛋白尿、水肿和高血压），可伴一过性肾功能损害。其他病原微生物如细菌、病毒及寄生虫等亦可致病，但临床表现一般不如链球菌感染所致的急性肾炎典型。

张某，男，16岁，学生，陆埠镇洪山村人，2009年7月28日初诊。患者1周前因感冒发热后出现眼睑浮肿、肉眼血尿就诊于当地卫生院，经检查后诊断为急性肾炎，西医注射青霉素治疗1周后，仍有肉眼血尿，故于今日来诊。顷诊：目睑浮肿，小便减少，肉眼血尿，咽喉疼痛，舌质红，苔薄黄，脉数；患者原有慢性扁桃体炎史；测体温37℃，血压165/85mmHg，咽稍充血，两侧扁桃体Ⅱ度肿大，心肺无特殊，两下肢无浮肿；尿常规中红细胞（++++），尿蛋白（+）；肾功能正常。西医诊断：急性肾炎。中医诊断：阳水。辨证：风水泛滥。治法：疏风清热解毒，凉血利尿。方用自拟方清肾汤。方药：金银花30g，连翘20g，板蓝根30g，蒲公英20g，紫花地丁15g，白茅根30g，大蓟10g，小蓟10g，益母草30g，丹参30g，赤芍10g，车前子12g（包煎），7剂；配合西药青霉素80万单位肌注，日2次，共7天。

8月5日二诊：患者诉浮肿减退，尿色转清，咽痛消失，舌质淡苔黄，脉数；尿常规中红细胞（++），尿蛋白（-）。续用上方加减治疗20天后，诸症消失，数次复查尿常规皆正常，随访至今未复发。

各种感染病灶是诱发急性肾炎的重要因素，初期治疗以清热解毒、祛湿利尿为主，并结合西药抗生素控制感染病灶，阻断病源，以提高治疗急性肾炎的疗效。血尿是急性肾炎的常见症状，易反复，难消，故促使血尿的消失是治疗的关键。孙老在清热解毒祛湿治疗感染病灶的基础上及早应用活血化瘀止血的中药，达到了缩短血尿病程的目的。本案因扁桃体感染而诱发，表现为风热夹毒偏盛，治疗上运用具有清热利湿解毒、活血化瘀的自拟方清肾汤，恰能切中病机，故而取得了较好的疗效。方中金银花、连翘、板蓝根、紫花地丁、蒲公英疏风清热解毒，白茅根、车前子利尿，益母草活血利水，丹参、赤芍活血利尿，大小蓟凉血止血利尿。全方合用，共奏疏风清热解毒、凉血利尿之功。

黄芪生脉地黄汤治疗慢性肾炎

慢性肾小球肾炎（chronic glomerulonephritis），简称慢性肾炎，系指各种病因引起的不同病理类型的双侧肾小球弥漫性或局灶性炎症改变，是临床起病隐匿，病程冗长，病情发展缓慢的一组原发性肾小球疾病的总称，故严格说来它不是一个独立性疾病。

顾某，女，45 岁，余姚梁辉人，2009 年 4 月 12 日初诊。自诉腰酸乏力半年，于当地医院检查，诊断为慢性肾炎，服中西药物（具体不详）乏效，于今日来诊。顷诊：倦怠，乏力，腰酸，盗汗，手足心热，口咽干燥，舌质红，苔少，脉细；血压 140/80mmHg；尿常规中红细胞（++），尿蛋白（+++）；肾功能正常；两肾、膀胱、输尿管 B 超检查无特殊。西医诊断：慢性肾炎。中医诊断：肾劳。辨证：气阴两虚。治法：益气养阴。方以自拟黄芪生脉地黄汤加减。方药：生黄芪 30g，太子参 30g，丹参 30g，麦冬 20g，五味子 6g，生地 20g，茯苓 15g，怀山药 30g，山茱萸 12g，丹皮 10g，泽泻 15g，水牛角 30g（先煎），乌梢蛇 12g，地龙 12g，蜈蚣 2 条，全蝎 5g，炙僵蚕 10g，参三七粉 3g（吞服），水蛭 10g，14 剂。2 周后复诊，患者诉精神良好，乏力、腰酸明显减轻，盗汗、手足心热、咽干消失，舌质淡红，苔少，脉细数，复查尿常规中红细胞（+），尿蛋白（+）。效不更方，继服 2 周，复查尿常规中尿蛋白消失，红细胞（+），肾功能正常。继续予黄芪生脉地黄汤加减治疗，服用半月后尿常规正常，随访至今未复发。

慢性肾炎以往人们多以脾肾阳虚证论治，近年来随着对慢性肾炎认识的不断深入，人们发现气阴两虚证有明显增多趋势，临床常表现为单纯蛋白尿或血尿，水肿多不明显，常伴有乏力、口干、腰酸、手足心热、盗汗、遗精等气阴两虚症状。本案中医辨证为气阴两虚证，运用具有益气养阴作用的黄芪生脉地黄汤加减治疗，疗效显著。

肾炎血尿1号方治疗肾炎血尿

近年来随着经济的发展，人民生活水平的提高，体格检查的普遍开展，越来越多的肾炎血尿患者被筛选出来。肾炎血尿的诊断标准为：连续3个月以上的镜检血尿，尿红细胞在+～+++之间，尿红细胞形态异常，无蛋白尿或少量蛋白尿，同时还要排除因尿路感染、泌尿系结石等原因引起的继发性血尿。

肾炎血尿患者一般病程较长，多数有手心热或五心烦热、体形较瘦、口干苦等阴虚内热症状，少数偶有腰酸楚或尿黄，脉象细数或弦数，舌苔薄白腻或薄黄腻。基本病机为阴虚生热，热甚成毒，毒热损伤肾络，致血液外溢。毒热是肾炎血尿的主因，故疗法不仅要滋阴凉血，更重要的是要清热解毒，毒热不去，则血尿不除。对符合上述病因病机的血尿患者，孙老用自拟的肾炎血尿1号方取得了较好疗效。肾炎血尿1号方由炙龟甲、黄柏、知母、玄参、生地、丹皮、赤芍、丹参、女贞子、旱莲草等组成。

案1 严某，女，17岁，学生，余姚人。3年前出现血尿及面部痤疮，在当地医院治疗无效后，又多次赴上海三甲医院诊治，除了明确诊断为肾炎单纯性血尿外，用多种西药及中成药治疗均无效，乃于2008年底来门诊治疗。顷诊：见面部痤疮及口舌反复发生白色小溃疡，五心烦热，脉弦数，舌质红苔黄；尿液镜检示尿红细胞（+++），形态以小红细胞为主，无蛋白；肝肾功能正常。该患者热毒症状十分明显，初拟口疳散及五味消毒饮、知柏地黄丸等，并随症加减，仅取得短期疗效，往往血尿消失半月左右，又因过劳或上呼吸道感染未能根治使尿红细胞再次升至 + + ~ +++。2012 年 2 月再次复诊时改用肾炎血尿 1 号方，并加用金银花、三叶青、重楼三药，共服用 21 剂后，尿红细胞逐步消失。从 2012 年 5 月至 7 月底，连续 3 个月尿检正常。停药后患者口疮虽仍有复发，但程度较轻。

案 2　姜某，男，17 岁，学生，余姚人。患者于体检时发现血尿，查尿红细胞满视野，在某三乙医院用西药治疗 4 个月无效而来就诊。顷诊：面色不华，形体消瘦，尿红赤，伴有泡沫，脉象细数，舌暗红苔薄白；查尿红细胞（+++），形态以小红细胞为主，无尿蛋白；肝肾功能正常。辨证为阴虚内热，热甚成毒，毒热损伤肾络，而致血液外溢。用自拟之肾炎血尿 1 号方，加用金银花 30g，三叶青 10g，重楼 25g，玳瑁 10g。21 剂后尿色转清，泡沫消失，尿检红细胞逐步下降。3 个月后尿红细胞消失或偶见，为巩固疗效，建议患者再服药 2 个月，以期彻底治愈。

囿于时代及科技局限，古人对这种无肉眼血尿症状的肾炎血尿患者没有任何记载及论述，故对于这种患者的辨证是当代中医临床的新课题，中医理论仍有发展的空间，希望广大同仁共同继续探究。

肾盂肾炎2号方治疗肾盂肾炎

肾盂肾炎（pyelonephritis）是指肾盂的炎症，大都由细菌感染引起，一般伴下尿路感染，临床上二者不易区分。根据临床病程，肾盂肾炎可分为急性及慢性两期。慢性肾盂肾炎是导致慢性肾功能不全的重要原因。急性肾盂肾炎多发生于生育年龄的女性，患者常有腰痛，肾区压痛、叩痛，伴寒战，发热，头痛，恶心呕吐等全身症状，以及尿频尿急和尿痛等膀胱刺激征的表现，一般无高血压或氮质血症；血常规可查见白细胞增高，患者尿液混浊，可有肉眼血尿，尿常规镜检有大量白细胞或脓细胞，可有少许红细胞及管型，尿蛋白少许至中等量。

方某，女，24岁，陆埠镇人，2009年10月10日初诊。患者1年前因劳累后出现尿频、尿急、血尿，伴眼睑浮肿，于当地医院就诊。查尿常规示尿蛋白（++），白细胞（++++），红细胞（++）。诊断为急性肾盂肾炎。经服中药八正散加减及西药抗生素治疗1个月后，症状消失，尿常规检查恢复正常，但此后常因劳累或感冒后反复发作，久服中西药物，未能根除，故于今日来诊。顷诊：尿急、尿频、尿痛，遇劳而发，腰膝酸软，神疲乏力，舌质淡，脉细数；尿常规示尿蛋白（++），白细胞（+++），红细胞（++）；肾功能中血尿素氮9.5mmol/L，血肌酐125μmol/L；两肾、膀胱及输尿管B超检查无特殊。西医诊断：慢性肾盂肾炎。中医诊断：劳淋。辨证：脾虚兼夹下焦湿热。治法：益气健脾，佐以清热化湿。处方：自拟肾盂肾炎2号方。方药：太子参30g，炒白术10g，萹蓄10g，怀山药20g，当归

15g，生黄芪 30g，川芎 12g，赤芍 15g，连翘 20g，蒲公英 30g，白花蛇舌草 30g，七叶一枝花 15g，5 剂。

10 月 15 日二诊：患者诉精神好转，尿频、尿痛减轻，舌诊如前，尿常规中尿蛋白（+），红细胞（++），白细胞（+++）。效不更方，服药 2 个月后，患者诸症消失，复查尿常规示尿蛋白（–），红细胞（–），白细胞消失。又以上方服用 1 个月以巩固疗效，后复查尿常规正常，随访 1 年未复发。

慢性肾盂肾炎属中医“劳淋”范畴。常因劳累过度使脾肾两亏，膀胱气化无权，导致淋证反复发作不愈。临床上本病往往虚实夹杂，治疗上宜标本兼治。本案辨证为脾虚兼夹下焦湿热，治疗上运用自拟之肾盂肾炎 2 号方以益气健脾、清热化湿，以达到扶正祛邪、标本同治之效，切中病机，故疗效明显。

肾衰一号治疗慢性肾衰竭

肾衰竭是指因肾脏病变造成肾脏出现问题，不能有效带走血液中的杂质，继而影响身体的代谢，严重者可致命。按其发作之急缓分为急性和慢性两种。急性肾衰竭系因多种疾病致使两肾在短时间内丧失排泄功能，简称急性肾衰。慢性肾衰竭是由各种病因所致的慢性肾病发展至晚期而出现的一组临床症状组成的综合征。根据肾功能损害的程度可将慢性肾衰竭分为4期：①肾贮备功能下降期，患者无症状。②肾功能不全代偿期。③肾功能失代偿期（氮质血症期），患者有乏力，食欲不振和贫血。④尿毒症期，有尿毒症症状。

闻某，女，52岁，余姚镇胜一村人，2009年5月20日初诊。患者患慢性肾炎4年，经治疗后尿蛋白持续在+～++。近1个月来自觉腰酸，乏力，头晕加重，纳呆，恶心，小便量少，遂来求诊。顷诊：患者面色晦暗，舌质淡，苔薄白，脉弦细；尿常规中尿蛋白（++），颗粒管型1～2个，红细胞（+）；血常规中血红蛋白95g/L；肾功能检查中血肌酐358μmol/L，血尿素氮17.6mmol/L。西医诊断：慢性肾炎，肾功能失代偿期。中医诊断：肾劳。辨证：脾肾两亏，浊瘀内停。治法：健脾补肾，活血解毒泄浊。自拟肾衰一号治疗。处方：党参30g，茯苓15g，黄芪30g，淫羊藿30g，丹参30g，当归15g，生白芍15g，川芎15g，赤芍15g，槐米15g，六月雪20g，生大黄9g（后下），水煎服；同时服用药用炭胶囊，8粒，每日3次，包醛氧化淀粉酶1包，每日3次。连续服用1个月后，患者复诊时诉腰酸、

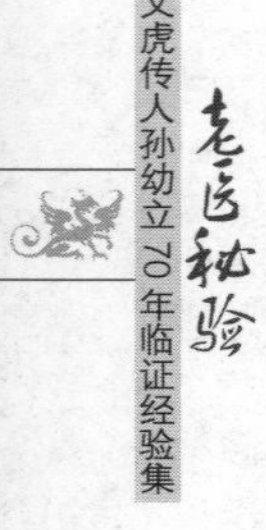

乏力减轻，头晕、恶心消失，胃纳好转，舌质淡，苔薄，脉细，复查尿中红细胞（–），尿蛋白（+），血红蛋白 105g/L，血肌酐 175μmol/L，血尿素氮 10.2mmol/L。效不更方，继续予原方服用1个月，再次复查肾功能：血肌酐 95μmol/L，血尿素氮 6.8mmol/L，血红蛋白 112g/L，尿蛋白（–）。以后继续以原方加减服药半年，复查肾功能恢复正常。

慢性肾衰竭属中医“肾劳”“关格”范畴。本病病机不外乎脾肾亏损，运用无权，气化失司，浊瘀内生，呈现出虚实夹杂的表现。本案中医辨证为脾肾两亏，浊瘀内停，孙老运用自拟方肾衰一号以健脾补肾，活血解毒泄浊，同时配合西药，取得了明显效果。

肾石一号、二号治疗尿路结石

一、病因病机

尿路结石属于中医“淋证”范畴，基本病机为膀胱湿热蕴盛，瘀血阻滞。《丹溪心法》指出：“诸淋所发，皆肾虚而膀胱生热也。”肾气不足，则外来的湿热之邪易于侵袭肾脏；或因饮食不节，过食辛辣、肥甘厚味或嗜酒，使湿热内生并流注于下焦；湿热盘踞，日久煎熬成石，不能随尿排出。症见小便艰涩难出，尿时疼痛，如砂石较大，阻塞尿路，则可见小便突然中断；砂石又易阻滞气机，导致血行不畅，瘀血内停，出现腰和小腹阵发性绞痛难忍，甚则引起肾脏积水。因此，本病病机以肾虚为本，湿热及瘀血为标。

二、治法方药

尿路结石当以清热利湿、活血逐瘀、通淋排石为基本治疗原则，常选用自拟之肾石一号或肾石二号加减治疗。湿热偏盛者，症见腰和小腹疼痛，小便淋沥涩痛，口干，大便秘结，舌质红，苔黄腻，脉滑数，方拟肾石一号，药物组成为金钱草、海金沙、郁金、川牛膝、萆薢、王不留行、冬葵子、路路通、车前子、石韦、猪苓、鸡内金、滑石。方中金钱草、海金沙、石韦、萆薢、车前子、冬葵子、猪苓清热利湿通淋，郁金、牛膝、路路通、王不留行活血化瘀、引石下行，滑石、鸡内金利湿散结化石，全方共奏清热利湿、通淋排石之效。瘀血偏盛者，症见腰和小腹疼痛难忍，呈绞痛或刺痛，疼痛固定不移，或见肾脏积水，舌质偏紫，苔黄，脉涩，方拟肾石二号，药物组成为穿山甲、郁金、三棱、莪术、金钱草、海金沙、滑石、郁金、枳壳、冬葵子、车前子、海藻、昆布。方中穿山甲、郁金、三棱、莪术活血化瘀，金钱草、海金沙、石韦、冬葵子、滑石、车前子清热利湿、通淋排石，枳壳行气并加强活血之功，海藻、昆布软坚散结以增强化石排石之力，上药合用起到活血逐瘀、清热利湿、通淋排石之用。

三、辅助治疗

本病在治疗过程中，除坚持连续服用中药外，还可在服中药前同时服用西药。常用西药如氢氯噻嗪片50mg，每日1次，以加强利尿；654-2片10mg，每日1次，以扩张输尿管平滑肌，促进排石；疼痛剧烈者辅以抗感染、解痉止痛等处理。并嘱患者多饮水，每日可饮水2500~4000 mL，保持尿量在2000 mL以上；保持饮食清淡，忌辛辣之品；每日适当跳动和体育锻炼，以助结石下行。

四、典型病案

邵某，男，59岁，农民，余姚市朗霞镇赵家村人。因“右腰反复疼痛2年，再发1周”于2009年5月18日初诊。患者近2年右侧腰部反复疼痛，1周前突感双侧腰部及下腹部绞痛，阵发性加剧，立即于当地医院急诊处理，疼痛稍有缓解，今来就诊。顷诊：患者仍感双侧腰部刺痛，叩击更甚，痛引少腹，小便不畅，口苦腻，舌质偏紫，苔微黄，脉弦涩；尿常规中红细胞（+++）；B超示右肾中央部可见最大直径为1.0cm的强回声光团伴声影，左肾集合部可见最大直径0.5cm强回声光团伴声影，膀胱后壁可见最大直径为0.6cm的强回声光团，诊为“双肾结石，膀胱结石”。考虑患者瘀血偏盛，遂选用肾石二号以活血逐瘀、清热利湿、通淋排石。方药：穿山甲 10g，郁金 20g，三棱 12g，莪术 15g，金钱草 30g，海金沙 30g，滑石 30g，枳壳 20g，冬葵子 20g，车前子 10g，海藻 10g，昆布 20g，石见穿 30g。同时服用西药：氢氯噻嗪片 50mg 每日 1 次，654-2 片 10mg 每日 1 次，并配合饮水 2500mL 及跳跃运动治疗。服药 7 剂后患者排出一个不规则结石，大小约 0.4cm × 0.3cm × 0.3cm，自觉腰痛减轻，小便通畅。继续服药 30 剂时，患者突感腰痛加剧，小便欲解不能，经努挣，先后排出 2 颗绿豆大小结石，尿中带血。次日患者仍感右腰持续疼痛，能忍受，经 B 超复查：右输尿管上段见最大直径为 0.5cm 的强回声光团伴声影，左肾及膀胱未见结石影。患者的结石有下移之势，继服原方加减治疗 3 个月。2009 年 9 月 10 日再次复查 B 超示：双肾、膀胱均未发现结石影。继续金钱草泡服善后，随访至 2012 年 10 月结石未复发。

五、讨论

本病病机为湿热蕴结，煎熬尿液，日久成砂成石，结石阻滞，气滞血瘀。孙老强调，在应用清热利湿、通淋排石中药治疗尿路结石时，常配合活血化瘀药方能取得较好效果。肾石一号、肾石二号方中穿山甲、郁金、三棱、莪术、王不留行等活血化瘀药具有扩张输尿管、增强其蠕动的作用，同时有促进炎症吸收，促使结石破碎、移动、排出的作用。如果伴有肾积水，则选用肾石二号以活血行水，往往能起到消除积水的作用。同时还应告诫患者在服用中药时一定要配合辅助方法方能取得明显效果。根据临床观察发现，结石直径在 1.0cm 以上者常排出困难，粗糙且形态不规则者排出难度亦较大，建议患者行超声波碎石治疗。

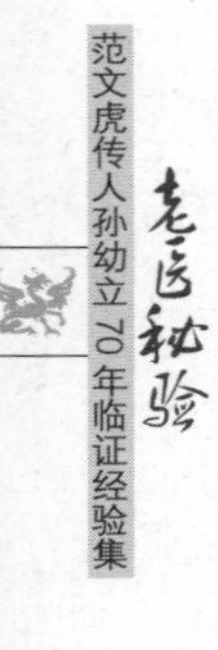

三消合一汤治疗糖尿病

糖尿病是一种常见的有遗传倾向的代谢性疾病。病因大多未明，基本的病理生理为胰岛素的绝对或相对分泌不足，致使糖、脂肪及蛋白质等代谢紊乱。糖尿病患者体内血糖长期持续高水平状态，临床上多出现典型的“三多一少”等症状，即多饮、多食、多尿、身体消廋。现代医学对糖尿病尚无根治的办法，靠长期服用降糖药及注射胰岛素来控制血糖。孙老根据传统中医学理论结合自己多年的临床经验治疗本病，疗效颇佳。

一、病因病机

糖尿病属于中医的“消渴”范畴。历来消渴的辨证分为上、中、下三消，根据症状表现，多饮属于上消，多食属于中消，多尿属于下消。《素问·奇病论》记载：“此人必数食甘美而多肥也。肥者，令人内热，甘者令人中满，故其气上溢，转为消渴。”可见消渴的发生多因摄入高热量饮食造成肥胖，而肥胖可使阳气内郁而产生内热，长期内热熏灼可转为消渴。根据该病发作时有多饮、多食、多尿、身体消瘦或尿混浊有甜味等特征，中医认为饮食不节、情志失调、劳欲过度是消渴病的主要病因。本病虽有“三消”的区分，但发病机理都是阴虚燥热，与肺、胃（脾）、肾受损有密切关系。消渴总的来说由先天不足与后天失调所致，这与现代医学认为糖尿病受遗传因素（先天不足）和环境因素（生活方式）影响的观点一致。

二、治法方药

根据中医辨证，消渴病自始至终以阴虚为本，初期为阴虚燥热，中期为气阴两虚，后期为阴阳俱虚。糖尿病患者常同时存在三消，因此，孙老主张三消同治，以滋阴清热、益气养阴为治疗原则，调理周身经络、脏腑、气血，以达到阴平阳秘、气血通畅的目的。孙老自拟三消合一汤加减治疗消渴。三消合一汤的药物组成：黄芪、太子参、玄参、生地、川石斛、枸杞子、黄连、知母、苍术、葛根。方中黄连、知母清肺胃之热；生地、玄参、石斛滋肺胃之阴；黄芪、太子参益气；葛根生津止渴；苍术健脾燥湿、收敛脾精，与玄参、生地等滋润之品相伍可制其短、扬其长；全方共奏清热滋阴、益气生津之效。现代药理研究证实，方中玄参、葛根、生地等滋阴药具有降低血糖的作用，可以纠正糖代谢的紊乱，故对治疗糖尿病有良好疗效。随症加减：肺有燥热，口渴多饮者，加黄芩、地骨皮；胃热偏盛，多食善饥者，加石膏、芦根；肾有燥热，尿多而浑者，加黄柏；阴虚阳亢（高血压）者，加天麻、钩藤、牛膝；阴虚内热甚，身起疖肿者，加赤芍、牡丹皮、金银花；伴有冠心病及微血管病变者，加丹参、川芎、地龙、水蛭；动脉硬化伴血脂高者，加何首乌、炒决明子、山楂；视力减退者，加青葙子、黄芩、女贞子；伴有蛋白尿者常按肾病方药论治。

三、典型病案

王某，男，44 岁，因“消瘦、多食、多饮、夜尿频多 1 个月余”于 2010 年 3 月 5 日初诊。顷诊：口渴多饮，多食善饥，尿频量多，神疲气短，汗多，形体消瘦，舌质红，苔薄黄，脉细数；血压 140/85mmHg，心肺未查见异常；肝肾功能正常，餐后血糖 14.6 mmoL/L，尿糖（++++）。西医诊断为 2 型糖尿病。中医诊断为消渴。辨证为气阴两虚，治拟滋阴清热、益气养阴，采用自拟三消合一汤加减治疗。方药：黄芪 30g，太子参 30g，玄参 20g，生地 30g，川石斛 l5g，枸杞子 30g，黄连 10g，知母 10g，苍术 15g，葛根 30g，怀山药 30g，天花粉 30g，麦冬 15g，玉竹 15g，黄柏 10g，每日 1 剂。每日监测血糖，并参照糖尿病食谱饮食。服用第 10 天血糖开始下降，症状改善，第 25 天血糖恢复正常，继服六味地黄丸 6 个月以巩固疗效。门诊随访血糖仍正常。

治疗痹证经验

痹证包括现代医学的风湿热、风湿性关节炎、肩周炎、坐骨神经痛等疾病，以肌肉、筋骨、关节发生疼痛、麻木、重着、屈伸不利，甚或关节肿大、灼热等为主要临床表现。痹证的发生不论性别，不分年龄，且常转为慢性病，时发时愈。临床上常采用内服外治相结合的治疗方法，内服起到祛风湿、活气血、扶正气、调理脏腑阴阳的目的，配合外治可迅速消肿止痛，从而标本同治，控制病情。孙老对痹证常分为以下四型进行论治：风寒湿痹，治拟祛风除湿、温经散寒，常选自拟方六虫汤加减治疗；湿热痹证，治拟清热利湿兼通络，常选自拟方热痹饮加减治疗；痰瘀顽痹，治拟搜风通络、化痰祛瘀，常选自拟方六虫汤加减治疗；久病虚痹，治拟扶正祛邪、攻补兼施，常选自拟方八珍蠲痹汤或独活寄生汤合五虫汤加减治疗。根据中医外治理论，孙老还自拟痹证擦剂外用，配合内治，取得了更显著的效果。

一、病因病机

中医认为，痹证的发病主要在于人体正气先虚，风寒湿热之邪乘虚侵袭而入，袭踞经络，气血为邪所阻，壅滞经脉，留滞于内，痹证乃作。由于感邪性质的不同，故临床表现不一。如风邪偏胜者为行痹，疼痛常游走不定；寒邪偏胜者为痛痹，疼痛剧烈而有定处，感寒则甚，得温则减；湿邪偏胜者为着痹，常表现为肢体关节重着、酸痛、肿胀；热邪偏胜者为热痹，常表现为关节红肿灼热，痛不可近；因正虚邪恋，五脏气血衰少，导致气血周流不畅，湿聚为痰，血凝为瘀，痰瘀交阻，凝涩不通者为痰瘀顽痹，常表现为疼痛时轻时重，关节肿大，甚至强直畸形，屈伸不利；如因失治、误治、病延日久，气血耗伤所致的痹证为虚痹，临床除了痹证的表现外，还常有不同程度的气血亏虚的证候表现。

二、治法方药

孙老对痹证的治疗主张辨证论治，常采用内服外治相结合的方法，标本同治。

1. 风寒湿痹

风寒湿痹多因患者素体虚弱，气血不足，腠理空虚，以致风寒湿邪乘虚侵袭，逐渐深入，流连于筋骨而为痹。即《素问·痹论》所云："风寒湿三气杂至，合而为痹也。"孙老认为，本证的特点是以风为主，兼夹寒湿。由于风性善行而数变，故其关节疼痛常游走不定，兼见关节屈伸不利，脉浮，舌苔薄白或厚，脉滑。治宜祛风除湿，温经散寒。常选用自拟六虫汤加减，其药物组成为全蝎、蜈蚣、蕲蛇、地龙、僵蚕、土鳖虫加地枫皮、寻骨风、老鹳草、豨莶草、苍耳子、鸡血藤。本方以虫类药搜风活血入络为主，合地枫皮、寻骨风、老鹳草、豨莶草、苍耳子祛风散寒化湿，鸡血藤养血通络，全方共奏祛风散寒除湿之功。寒邪偏胜者，加制川乌、制草乌、炙麻黄、细辛等温经散寒之品；湿邪偏胜者，加米仁、苍术、佩兰、砂仁以利湿。

2. 湿热痹证

湿热痹证系热与湿合，流注于筋脉关节，使气血运行不畅所致。湿热痹证的临床表现为关节红肿、灼热、疼痛，甚则不能触按，伴见口渴，小便黄赤，舌红，苔黄或白腻，脉多滑数。

治宜清热利湿，活络止痛。常选用自拟热痹饮加减治疗，热痹饮的组成为金银花、黄柏、知母、地龙、苍术、防己、川牛膝、豨莶草、络石藤、天仙藤、青风藤。方中金银花、黄柏、知母清热解毒，苍术、防己、豨莶草祛风除湿，地龙、川牛膝活血通络，络石藤、天仙藤、青风藤祛风清热通络，全方共奏清热通络、祛风除湿之功。热象明显者，加生石膏、连翘；关节肿痛，屈伸不利者，合五虫汤（全蝎、蜈蚣、蕲蛇、地龙、土鳖虫）。

3. 痰瘀顽痹

顽痹病程长，病势剧，治疗颇为棘手。本病之初由正气亏虚，感受风湿热邪，痹阻于肌肉、筋脉、骨节，使气血运行不畅；痹证日久，正虚邪恋，瘀阻于络，津凝为痰，痰瘀互结，阻闭经络。本证临床表现为关节肿胀，麻木，甚至强直，畸形，屈伸不利，活动受限，脉多细涩，舌多紫暗或见瘀点。根据本病久病入络、痰瘀互结的病机特点，常选用自拟六虫汤加减治疗，方中以大量虫类药为主，搜剔入络，化痰祛瘀。该方验之临床，疗效甚佳。

4. 久病虚痹

痹证日久，除外邪闭阻经络关节的症状外，还常出现气血不足及肝肾亏虚的症状。此时应当扶正祛邪，攻补兼施，在祛邪的同时，加入补益气血、滋养肝肾之品。对于年老体衰，病久气血不足者可用八珍汤合五虫汤组成八珍蠲痹汤加减治疗，兼夹腰膝酸软、肌肉瘦削等肝肾不足症状者可选用独活寄生汤合五虫汤加减治疗。

三、配合外治，消肿止痛

痹证治疗虽以内服汤药为主，但常因病情顽固而迁移难愈。

根据中医外治理论，孙老自拟痹证擦剂外用，配合内治，临床取得了更明显的效果。痹证擦剂的药物组成：生川乌5g，生草乌5g，生南星6g，细辛6g，冰片6g，炙乳香6g，炙没药6g，上药用75%酒精300mL浸泡1周后，取适量药液涂擦患处，每天3次，1个月为1个疗程。方中生川乌、生草乌、生南星、细辛祛风散寒，消肿止痛；乳香、没药活血化瘀，通络止痛；细辛、冰片有较强的促渗作用；酒精能通血脉，引药力，助药力，行药势；诸药合用，共奏祛风散寒，活血消肿止痛的效果。

四、典型病案

徐某，男，35岁，农民，余姚市陆埠镇杜徐村人，2009年6月20日初诊。患者右臀部疼痛并放射至小腿1周，不能行走，卧床不起，终日呻吟，痛甚彻夜不眠，畏寒肢冷，舌淡苔薄白，脉弦细；神清，痛苦貌，心肺无特殊，腹平软，肝脾未扪及，腰椎无压痛，右下肢活动受限，抬举困难，直腿抬高试验阳性。腰椎CT示：L4-L5、L5-Sl椎间盘向右突出。西医诊断：腰椎间盘突出症，坐骨神经痛。中医诊断：痹证。辨证为风寒湿邪痹阻络脉，气血运行失畅，不通则痛。治宜祛风散寒除湿，活血通络。方拟六虫汤加减。方药：制川乌6g，制草乌6g，全蝎6g，蜈蚣2条，蕲蛇5g，地龙12g，僵蚕10g，土鳖虫6g，地枫皮10g，寻骨风15g，老鹳草30g，豨莶草30g，苍耳子10g，鸡血藤30g，独活10g，川牛膝15g，细辛3g，生甘草10g，5剂，水煎服，日分2次服用。并予自拟痹证擦剂外用。复诊时诉疼痛大减，夜能安睡，畏寒消失，可行走片刻。仍原方续进5剂，病乃告愈。

新清经汤治疗青春期功血

青春期功能失调性子宫出血又称青春期功血，是指少女在青春期出现不规则阴道出血，量或多或少，时断时绝，是妇科常见病，可严重影响工作及生活质量。现代医学用激素或人工周期疗法临床治疗有效，但停药后易复发。中医通过止血调经治疗青春期功血同样优势明显且无副作用。孙老从事临床多年，从大量病例中总结出，青春期功血患者往往无腹痛，出血量时多时少，常伴有血块，饮食正常，手足心热，口干不欲饮，唇红，脉细数，舌质红，苔白。此显系相火旺盛，冲任不固而致崩漏，傅青主的清经汤颇效，故孙老常以清经汤合两地汤加减更名为“新清经汤”，以专病专方随症加减治疗青春期功血而效果良好。新清经汤的药物组成：生地20g，地榆10g，知母10g，黄柏6g，丹皮10g，玄参10g，蒲黄炭10g，侧柏叶10g，仙鹤草30g，山栀10g，龟甲胶12g（烊化）。若出血量较多者，可加白及12g，花蕊石30g（先煎）；若继发贫血者，可加阿胶珠9g（烊化）。1个月经周期为1个疗程，最多服用3个疗程。

案1 叶某，女，14岁，2013年2月25日初诊。平素月经周期10～15/12～20天，末次月经2月19日。患者自初潮起，即有不规则阴道出血，但量较少，且无腹痛，故未予重视，去年冬天起阴道不规则出血量持续增多影响到学习及生活才来就诊。顷诊：形瘦而长，发育正常，面无华，口干，手足心热，尿黄，大便常干结，舌质红，舌中深裂，脉象细数。西医诊断：青春期功血。中医诊断：崩漏。辨证：肾水不足，相火偏旺，冲任不固。方药：新清经汤加花蕊石30g（先煎），白及10g，白茅根15g，14剂。

3月14日复诊：患者诉此次月经3月10日来潮，现尚未净，经量中，色红，无血块。嘱经期暂时停药，经净后原方再加枸杞10g，制首乌10g以养血生津，共服21剂。

4月18日三诊：末次月经4月10日，16日净，经量中，色红，患者已恢复正常周期，经期持续时间仍稍长，原方再加阿胶珠10g（烊化），龟甲胶12g（烊化），补血生精以巩固疗效。国庆节时患者复诊诉，近5个月的月经周期为4～5/26～28天，体重、身高均上升，嘱原方再服21剂，病痊。

案2　王某，女，15岁，2012年4月2日初诊。患者形矮体胖，身高1.46m，面红润，平素月经周期为10～15/18～21天，月经量多，色红，伴有血块，曾用人工周期疗法治疗3个月，月经周期改为6～9/26～28天，但停药2个月后，月经周期又恢复如故，量或多或少，严重影响学习及生活质量，故来诊。顷诊：患者无明显症状，无腰酸腿软，小便有灼热感，色黄，常口干，大便常干，舌质偏红，舌中裂，脉数。西医诊断：青春期功血。中医诊断：崩漏。辨证：肾阴不足，相火偏旺，冲任不固。治法：滋阴降火，佐以固冲。方药：新清经汤加煅龙骨30g（先煎），煅牡蛎30g（先煎），14剂。

4月18日复诊：末次月经4月10日，现已净，经量较前减少。药已中机，故原方加用龟甲胶12g（烊化），阿胶珠10g（烊化），14剂。

4月28日三诊：患者谓忽患感冒，出现发热（体温38.5℃），流涕，咳嗽，胃纳差，脉数，苔黄腻。嘱暂停原方，改用银翘散加减以辛凉清解。5 天后，感冒症状逐渐消失，胃纳好转，继续服用原方。原方续服两个月经周期，患者诉月经恢复正常，为巩固疗效，又服 21 剂后停药。9 月 30 日随访，患者诉月经周期为 6 ~ 7/27 ~ 28 天。

儿童平消饮治疗女童性早熟

女童性早熟是指年龄小于10岁，突然出现单侧或双侧乳房增大，按之时有胀痛，B超提示子宫增大，卵巢轻度增大及有小卵泡等一系列第二性征发育的一种疾病。中医属于“乳癖”范畴，但与成年女性乳癖的病因有严格区别。

10年前女童性早熟是偶见之证，随着人民生活水平的普遍提高，环境的污染和化肥、激素、农药等的滥用，女童性早熟呈逐年增高之势。大部分患儿的临床表现为食欲正常，但均有偏食现象，嗜食猪、鸡、鱼等人工喂养的食物，而拒吃蔬菜，其余无明显不适症状，舌苔薄红或薄白，脉象以细为多。中医认为，肾为生长发育之本，肾的功能需要后天的濡养，性早熟患儿嗜食肥甘之品，阴津过剩，势必影响肾阴、肾阳的平衡，最终导致肾阳偏虚；肾与肝为母子关系，肾阳偏虚导致肝之疏泄功能失调，肝脉贯膈络乳，肝失疏泄则气滞，气滞则痰凝血瘀而致乳癖。故本病的基本病机为肾虚肝郁气滞。

孙老以自创儿童平消饮随症加减治疗本病，少则7剂多则60剂，同时嘱患儿停吃鸡、猪、鱼等人工喂养的食物，多吃清淡之品，以正本清源，5年来共诊治女童性早熟96例，全部治愈。儿童平消饮的药物组成：鹿角片、巴戟天、淫羊藿、菟丝子、柴胡、枳壳、制半夏、穿山甲、三棱、莪术。方中以鹿角片、巴戟天、菟丝子、淫羊藿峻补肾阳为君药，柴胡、枳壳理气疏肝为臣药，佐以半夏化痰，使以三棱、莪术、穿山甲逐瘀，全方共奏补肾疏肝、理气化痰逐瘀之功。

案1 王某，女，7岁，河姆渡镇人，因“发现右侧乳房隆起、触痛1天”于2008年6月18日初诊。顷诊：右乳明显增大且有触痛，无其他症状，舌质红，脉细，患儿平素喜爱吃鸡、鸭、鱼、猪等食物，拒吃蔬菜。予上方7剂，同时嘱其多吃清淡之品。7剂后右乳平坦，无触痛，随访2年无复发。

案2 袁某，女，10岁，河姆渡镇人，因“双乳增大半年”于2006年8月15日初诊。患儿身材矮小，身高140cm，胃纳甚好，无其他症状，舌苔薄白，脉细，患儿平时喜吃鸡和鸡蛋，不喜蔬菜等；B超提示子宫增大，卵巢轻度增大且可见数个小卵泡。投上方14剂，双乳无明显变化，患儿家属改去某三乙医院乳腺科就诊，服用中成药大补阴丸，服用20天后双乳反而增大且有明显触痛，故再次来诊。孙老认为，患儿的基本病机无变化，但患儿病程较长，须加重药物剂量方能奏效。方药：柴胡8g，枳壳10g，鹿角片10g，淫羊藿12g，巴戟天12g，穿山甲6g，三棱9g，莪术9g，昆布8g，海藻8g，7剂。复诊时诉，双乳肿大较前缩小，压痛减轻。此后仍以此方加减出入，持续服用35剂，治疗全程严格控制饮食，终收全功。随访2年无复发。

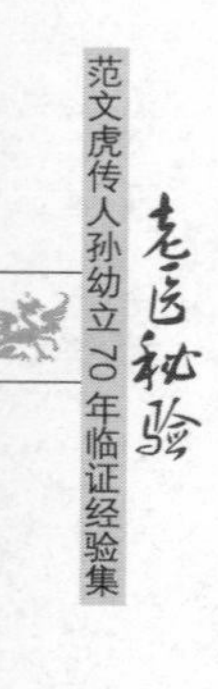

外阴洗剂治疗妇女外阴瘙痒症

外阴瘙痒是外阴阴道疾患及全身性疾病的一种局部症状，可由细菌、病毒、真菌、滴虫等感染，以及局部营养障碍，神经性皮炎，内分泌失调等引起。西医对本病的治疗以治疗病因为主，如霉菌性阴道炎以抗霉菌药物为主，滴虫性阴道炎以治疗滴虫的药物为主，老年性阴道炎则以补充雌激素为主。这种治疗虽可以达到"治本"的目的，但症状改善情况却不尽如人意。中医认为，本病的病因多为湿热下注，或肝肾阴虚而化燥生风，或肝郁化火、郁火下扰阴部致使外阴瘙痒。根据中医学理论结合多年临床实践，孙老自拟外阴洗剂外洗治疗外阴瘙痒症，取得了明显效果。

外阴洗剂的药物组成：生大黄30g，苍术30g，白芷30g，炙狼毒8g，蛇床子30g，白花蛇舌草30g。将上药煎沸后去渣，先熏后洗，每次15～20分钟，每日1剂，每日洗1～2次，1个月为1个疗程。病情重，伴小腹疼痛者可酌加口服药妇炎康。本方中生大黄清泄湿热、泻火解毒，外用可促进皮下渗液的吸收，与白花蛇舌草配伍增强清热解毒的作用；蛇床子外用可燥湿、杀虫、止痒；苍术、白芷燥湿止带，能使皮肤的红肿、渗出、瘙痒易于消退；狼毒味辛、苦，为有毒之品，功能散结、逐水、止痛、杀虫，与上药相伍使杀菌、杀虫的效果明显提高。本方中的药物具有协同作用，共奏清热、解毒、祛风、除湿、杀虫、止痒之功。下面以例证之。

徐某，女，33岁。半个月来外阴瘙痒，白带甚多，色黄味臭，需每天勤换内裤，已用过多种洗剂及西药治疗，效果不佳，遂来就诊。中医诊断：阴痒。辨证为湿热下注。治宜清热利湿。予自拟外阴洗剂7剂，每天1剂，每剂洗2次。7天后自觉症状大减，又取7剂，症状消失。

本病病因的根治是治疗外阴瘙痒的关键。因此，在正确使用外洗药的同时，如霉菌性、滴虫性阴道炎等可再服用相应的西药治疗，以标本兼治，迅速达到治疗目的。在治疗的同时还要叮嘱患者注意个人卫生，少食辛辣食物，以防复发。

附1　以挑刺法为主治疗小儿感染后脾虚综合征

小儿感染后脾虚综合征是指小儿反复呼吸道感染后，出现免疫功能逐渐下降，营养不良，可表现为厌食或拒食，面容憔悴，毛发枯萎且易折断，盗汗，口干喜饮，形瘦骨立，严重者可出现脐凸筋青。孙老用挑刺法治疗此证60余年，积累病例在2000例以上。本法手法简单，疗效迅速，今举三例示下。

案1　周某，男，2岁2个月，2001年11月3日初诊。患者于出生6个月后开始频繁高热、流涕，当地卫生院用抗生素治疗3日后热退，但1个月后又复发，又以同样的方法治疗而热解，如此反复5次。6日前，患儿又因受凉而发热，体温39℃，流涕，治疗后热解，却出现厌食，口干喜饮，形瘦骨立，毛发枯焦，便干，舌偏红，指纹紫滞。诊断：小儿感染后脾虚综合征。治疗：刺法加中药内服。刺法：即挑刺四缝穴，挤出白色淋巴液，又于督脉上下提捏3次，同时提捏脾俞、肾俞3次。方药：乌梅5g，干蟾皮6g，鸡内金6g，百合6g，石斛5g，

3剂。

11月6日二诊：诉治疗第2天即能吃粥，并解出粒状大便3枚，继续予挑刺四缝穴及督脉、脾俞、肾俞提捏，方药同上。

11月13日三诊：患者饮食、大便恢复正常，面红润，形体渐丰，处理同前。5个月后随访未再发热，与正常儿童无异。

案2 朱某，男，11个半月，2007年12月2日初诊。患者近1个月来发生2次呼吸道感染后出现食欲减退，近1周出现拒食，形体逐渐消瘦，面不华，头发枯萎，舌淡红，指纹淡滞。诊断：小儿感染后脾虚综合征。治疗：挑刺四缝穴，挤出少许白色淋巴液，同时提捏督脉及脾俞、肾俞，并在肾区按摩，未予口服药物。1天后患儿可以进糜粥少许，2天后食欲渐增进，以后食欲恢复正常。

案3 周某，男，1岁1个月，2001年9月28日初诊。患者8月份曾2次因呼吸道感染出现流涕、高热伴腹泻，后在多家医疗机构儿科治疗，热退但腹泻仍未好转。顷诊：仍腹泻，每日3～5次，质稀，色黄伴不消化物，纳食减少，形瘦骨立，毛发枯焦，舌苔淡白，指纹淡滞。诊断：小儿感染后脾虚综合征。患儿脾虚严重，有脱液之象，必须迅速止泻及恢复食欲。治疗：挑刺四缝穴及神阙，挤出淋巴液；提捏督脉及脾俞、肾俞，按摩肾区；同时将吴萸、细辛、肉桂、丁香、川椒各等分研细末，用醋调，敷神阙穴，每晚1次。

9月30日复诊：患者治疗后次日即愿意吃粥，腹泻亦止，病情迅速好转。10月7日随访，患儿饮食基本恢复正常。

附2　瘰疬穴灸治颈部瘰疬

十四经络中并无“瘰疬穴”之说，范老因灸足三里下半寸处治疗颈部瘰疬甚效，故取名“瘰疬穴”。颈部瘰疬相当于现代医学的颈部淋巴结结核。新中国成立前，经济水平低下，人民生活困苦，患颈部瘰疬者较多。此病若手术治疗，则切口难以愈合；而服用小金丹、梅花点舌丹、内消散等药物虽有效，但亦难根治，而且上述药物价格昂贵，穷苦者无法负担；但以灸法治疗，不但简便易行，而且可以根治。

瘰疬穴灸法：用新鲜生姜切片，成方寸大小，放置瘰疬穴，姜片上放艾绒一寸，以火点之，燃尽为止，共灸两壮，左颈淋巴结结核灸右腿，右颈淋巴结结核灸左腿，一次灸治即可。灸后不久，灸处即开始溃烂，颈部淋巴结结核亦开始缩小，溃烂愈甚，淋巴结缩小愈快，溃疡愈合，淋巴结消失。一般情况下，此治法十人九效。

1996年春节，一童姓中年上海人因探亲顺便来河姆渡卫生院门诊，谓左颈部患淋巴结结核10余年，在上海多次求医治疗，至今未愈，现已不能手术。孙老触及左颈部淋巴结为绿豆大小，质地坚硬，不能移动，患者一般情况可，营养一般，饮食、起居、工作均正常。孙老谓可用灸法治疗，不但极省钱，而且疗效亦佳，只是灸治时较痛苦，必须忍耐。患者同意合作，当日灸治右瘰疬穴后即返回上海，此后杳无音信。2006年春节，该患者忽然来访，谓此法真灵，当灸治处溃烂时，颈部淋巴结便逐渐缩小，当溃烂处愈合时，颈部淋巴结结核亦消失。

验案选粹

呼吸系统疾病

一、病毒性感冒

案1 李某，女，52岁，2013年11月17日初诊。患者3日前因受凉而出现流涕，旋即畏寒、发热、咽痛。第2日上午去当地医院西医内科诊治，测体温38.3℃，咽充血、疼痛，体楚，血常规中白细胞3.1×10^9/L。西医诊断为病毒性感冒，急性咽炎。予抗生素及抗病毒药（利巴韦林）治疗。当日下午体温升至39℃。昨日上午患者仍感畏寒发热，测体温38.4℃，下午体温又升至39.1℃。今日上午患者依旧畏寒，测体温为38.5℃，咽痛甚。患者认为病情有加重趋势，故停用西药，求诊于中医。顷诊：畏寒，无汗，面潮红，尿黄，口干不欲饮，咽部红肿疼痛，脉浮数，舌苔薄黄腻。辨证：温毒袭咽，邪在卫分。治法：辛凉清解兼以解毒。方药：金银花30g，连翘12g，大力子10g，淡豆豉12g，桔梗5g，荆芥12g，板蓝根30g，蝉衣12g，七叶一枝花20g，三叶青12g，2剂。嘱服药后多饮开水。患者当日夜半得汗，第2日晨起体温36.3℃，中午以后共解大便3次，成形，腹不痛。第3日晨咽红痛消失，病愈。

按： 温邪从鼻而入，热盛成毒，咽喉为肺胃之门户，首当其冲，故见咽部红肿疼痛，但患者无畏寒、无汗，说明邪在卫分，可通过解表治疗，故用银翘散，再加板蓝根、七叶一枝花、三叶青以清热解毒。如此重症病毒性感冒仅服药2剂，即取得立竿见影之效，正如《内经》所云："体若燔炭，汗出而散。"现不仅治愈了患者，亦为中医同样能治发热之疾争取一席之地。

案2 姜某，男，2岁半，2014年9月28日初诊。发热3天，体温波动在37.8℃～38.9℃。家长要求中医治疗。顷诊：寒热往来，头痛无汗，面赤指凉，流涕，少许咳嗽，渴喜冷饮，唇红，咽充血，舌苔薄白腻质红，指纹紫滞，体温38.1℃。诊断：病毒性感冒。辨证：三阳同病，卫气同病。方拟银翘散、白虎汤及小柴胡汤加减。方药：金银花10g，连翘6g，荆芥6g，大力子5g，淡豆豉6g，生石膏12g（先煎），柴胡6g，黄芩6g，甘草5g，2剂。药后夜半得汗，次晨体温36.3℃，下午36.7℃，诸恙消失，胃纳亦振。为巩固疗效，可再服1剂。

按： 本案从六经辨证来看为三阳同病，邪在太阳，故头痛、畏寒、发热、流涕；邪在阳明，故面赤、渴喜冷饮；邪在少阳、故寒热往来。从卫气营血辨证来看此乃卫分之邪未解，气分之邪已炽，故应三阳及卫气同治。本案辨证正确，方药丝丝入扣，竟1剂而愈。

二、咳嗽变异性哮喘

徐某，男，44岁，余姚市陆埠镇杜徐村人，2009年12月7日初诊。患者反复咳嗽已逾2年，时轻时重，多次使用抗生素治疗无效，经用支气管扩张剂可获缓解。1周前患者又因受凉导致咳嗽再次发作。于当地医院西医处理未缓解，故来诊。顷诊：咳嗽频作，夜间加重，受风后则咳嗽加重，伴气紧，无咳痰，舌质偏紫，舌苔薄，脉细滑；肺部CT示两肺纹理增粗；血常规示白细胞7.8×10^9/L，中性粒细胞68%，淋巴细胞27%。西医诊断：咳嗽变异性哮喘。中医诊断：咳嗽。辨证：风寒束肺。治法：疏风散寒，解痉止咳。方拟蝉衣合剂加减。方药：

蝉衣18g，制僵蚕10g，桔梗10g，炙甘草6g，杏仁10g，浙贝12g，百部12g，地龙12g，全蝎5g，蜈蚣2条，炙麻黄6g，桂枝10g，干姜9g，枳壳12g，木蝴蝶10g，7剂。

12月14日二诊：诉咳嗽明显减轻，咽痒、气紧消失，舌质淡苔薄，脉细。仍拟蝉衣合剂疏风宣肺，原方再投7剂。

12月21日三诊：诉咳嗽消失，无明显其他不适，舌质淡，苔薄，脉细。原方再加服7剂以巩固疗效。患者于12月28日复诊，咳嗽未发。

按：咳嗽变异性哮喘又称隐匿型哮喘或咳嗽型哮喘，是哮喘的一种特殊类型。本病应归属于中医“痉咳”“百日咳”的范畴，其病因病机为外感风邪失治，邪郁于肺，肺气失宣，气道不利，因而疏风宣肺、解痉止咳是治疗本病最重要的法则。

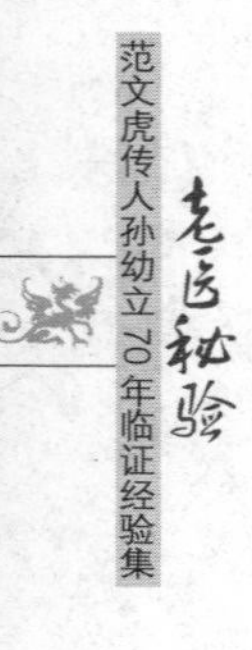

循环系统疾病

一、心绞痛

姜某，女，71岁，余姚市皇山新村人，2009年10月5日初诊。患者患心前区阵发性压榨样疼痛5年，每日发作2～3次，持续时间3～5分钟，常在劳累后诱发，口含硝酸甘油后能缓解。曾于1年前在市人民医院住院治疗，诊断为冠心病、劳累性心绞痛。出院以后，长期服用肠溶阿司匹林、消心痛及降血脂等药物，心绞痛依旧发作频繁，遂于今日上午来诊。顷诊：胸闷如窒而痛，痛引肩背，气短，肢体沉重，形体肥胖，痰多，舌质淡紫，苔白腻，脉滑；血压140/90mmHg，心率80次/分，心律齐，心脏未闻及杂音；心电图示部分导联ST-T改变。西医诊断：冠心病，劳累性心绞痛。中医诊断：胸痹。辨证：痰瘀互结。治法：通阳泄浊，豁痰活血。方拟瓜蒌薤白半夏汤加减。方药：全瓜蒌30g，薤白头30g，姜半夏10g，川芎10g，赤芍10g，地龙12g，郁金20g，降香10g，红花9g，陈皮12g，白豆蔻10g（后下），7剂。

10月12日复诊：服上药后患者诉，胸痛次数明显减少，疼痛程度减轻，肢体沉重消失，舌质淡苔腻，脉滑。心电图示：ST段下移较前改善。仍予上方加减治疗，1月后患者诸症消失，心电图正常，予中成药银杏叶片口服以善其后，随访至今未复发。

按：心绞痛属中医“胸痹”“真心痛”范畴。本案中医辨证为痰浊壅滞，兼夹瘀血。治疗以通阳泄浊豁痰为主，佐以活血化瘀。选方为瓜蒌薤白半夏汤加减，药证相符，故取得了明显效果。胸痹为本虚标实之证，而本案标实十分明显，故治标即可，邪去正自复。临床上治疗这类疾病时应根据痰、寒、瘀的偏盛而有所侧重。

二、高血压病

潘某，男，82岁，余姚市泗门镇人，2009年8月2日初诊。患者患有高血压病7年余，长期服用拉西地平片4mg，每日1次，复方卡托普利片1粒，每日3次。近半年来因家务劳累，常出现头晕痛，心悸，胸闷，情绪烦躁，血压波动在160～180/90～100mmHg。1月前，因吵架而致头痛、头胀进一步加重，失眠，测血压为220/130mmHg，当即于市人民医院心血管专科就诊，予缬沙坦片80mg，每日1次，非洛地平缓释片5mg，每日1次，双氢克尿噻片12.5mg，每日1次。治疗半月后，血压降为160/100mmHg。1周前因情绪波动，血压又升至225/130mmHg，遂于今天上午来诊。顷诊：头痛且眩，头额两侧胀痛，心烦易怒，睡眠不宁，面部觉灼热，目赤口苦，舌质红，苔黄，脉弦滑有力；测血压220/128mmHg，心率105次/分，心律齐，心脏未闻及杂音；心电图示左心室肥大，小便常规正常。西医诊断：原发性高血压Ⅳ期。中医诊断：头痛。辨证：肝阳暴亢，有化风之势。治法：平肝息风化痰。方拟羚角钩藤汤加减。方药：羚羊角粉1.2g（分次冲服），钩藤30g，石决明30g（先煎），代赭石30g（先煎），明天麻15g，川牛膝15g，7剂。并嘱继续服用降压药，并保持心情平稳。

8月9日二诊：患者诉头痛、头胀、头晕明显减轻，睡眠好转，测血压 195/116mmHg，效不更方，继服前方 14 剂。半月后复查血压 165/93mmHg，头晕痛、心烦症状基本消失，继续予原方加减出入。1 个月后查血压 138/86mmHg。患者血压已恢复正常，继服半月以巩固疗效，期间降压药仍继续服用。经观察半年，血压一直持续正常，自觉良好。

按：高血压病属中医“头痛”“眩晕”范畴。中医认为，高血压病的病机多为肝阳上亢所致，阳亢则火旺，火旺则气机上逆，火邪上攻，血气亦随之上逆，就会出现头痛、头晕、胸闷的症状，对于高血压病重症，多有肝阳化风之势。本案患者有肝阳上亢化风之势，服用西药降压效果不佳，属高血压病重症，因此控制血压为当务之急，故选用具有平肝息风化痰作用的羚角钩藤汤加减治疗，取得了明显效果。

三、下肢动脉闭塞症

余某，男，80 岁，杭州人，2014 年 10 月 2 日初诊。患者从 2013 年年底开始，步行至 100m 左右时感觉右小腿疼痛，起先并不在意，但后来每次行路不久即痛，休息后缓解，故去某三甲医院外科诊治，诊断为右下肢动脉闭塞，需手术治疗。2014 年 3 月患者住院手术，手术顺利，7 天出院，步行已无疼痛感觉。2014 年 9 月初，患者又出现上述症状，且疼痛有加剧趋势，于是去该院复查。经诊断，右下肢动脉再次闭塞，且闭塞范围较前扩大，院方建议二次手术，遭患者拒绝，故来求诊。顷诊：面容晦暗，右踝关节周围有寒凉感，右足背动脉搏动消失，右腓肠肌轻度萎缩，唇紫，脉沉弦，舌质淡红，舌底络脉紫暗；CT 血管造影示右侧腘动脉远端——腓胫血管部分闭塞。西医诊断：右下肢动脉闭塞。中医诊断：阴疽（脱疽初期）。辨证：高年阳气虚衰，寒邪凝滞，瘀血阻络，不通则痛。治法：温经散寒，活血逐瘀，搜幽通络，并以搜幽通络为主。方药：肉桂 3g（后下），土鳖虫 10g，蜈蚣 1 条，地龙 10g，天龙 1 条，西红花 0.5g，穿山甲 4g，桃仁 10g，蕲蛇 3g，当归 15g，川芎 12g，川牛膝 10g，7 剂。

10 月 9 日二诊：患者诉第 5 天开始行路疼痛感消失，即便行走 200m 以上亦无痛感。孙老建议再服 7 剂，以巩固疗效，患者欣然接受。之后患者又再加服 7 剂，西红花增至 1g。观察近 1 个月，患者足背动脉搏动恢复，一切恢复正常。

按：脱疽的传统疗法一般是先温经化瘀，若为发热红肿剧痛期则多以四妙勇安汤为主，某些病例亦有阳和汤加减者，鲜有用虫类药者。孙老曾有用虫类药成功治疗下肢大范围动脉闭塞（闭塞范围在 80%左右，西医不能手术）的先例，本案的治疗亦以虫类药为主。本案始于阳虚，终成大实。大实既成，草木药物自难胜任，唯有搜幽通络、攻坚散结的虫类药物，才能打开闭塞，畅通血管，而肉桂、红花取其直达下肢，温经散寒的作用，联合多种虫类药同用，则开闭之功更强。此为中医治疗下肢动脉闭塞开辟新的蹊径。

消化系统疾病

一、慢性萎缩性胃炎

唐某，男，58岁，淳安县威坪镇唐五村人，2014年7月19日初诊。患者脘腹肠鸣、便溏约10年，伴消瘦乏力，畏寒，腕关节以下寒凉感，纳尚可，脉沉弦，舌苔白厚腻。近日胃镜检查提示：萎缩性胃炎伴中重度肠化。中医诊断：泄泻。辨证：脾胃虚寒，病久及肾。治法：温肾益气健脾。方拟附子理中汤合清震汤加减。方药：附子6g（先煎），党参20g，苍术20g，白术20g，升麻6g，山药15g，干姜6g，甘草5g，广木香10g，砂仁10g（后下），黄芪30g，7剂。

7月26日二诊：药后大便日1次，尚不成形，腕关节以下觉有暖气，脘胀消失，脉仍沉弦，舌右侧仍白腻。此脾肾阳气不复。方药：附子6g（先煎），党参18g，苍术20g，白术20g，升麻6g，山药15g，干姜6g，甘草3g，广木香6g，砂仁6g（后下），黄芪30g，陈皮10g，7剂。

8月2日三诊：诉手指已温，精神继续转佳，大便日1次，仍不成形，追述便不实已40余年，故短时难以逆转，苔已净，故纳有味，脉沉弦。盖下焦寒湿已久，继续温肾健脾化湿，巩固疗效。方药：附子8g（先煎），肉桂3g（后下），党参20g，苍术20g，白术20g，甘草3g，山药20g，黄芪30g，升麻8g，干姜6g，7剂。

8月9日四诊：病情同前，方略。

8月16日五诊：诉四肢温和，大便渐成形，尺脉有起色，此为脾肾之阳渐复；舌苔薄黄腻，此乃湿邪未尽。续拟温肾健脾化湿。方药：党参20g，附子6g（先煎），肉桂5g（后下），干姜6g，甘草3g，苍术20g，白术20g，山药20g，黄芪30g，升麻8g，7剂。

8月23日六诊：病情同前，方略。

8月30日七诊：上周因参加泥水工作较劳累，出现目流泪，大便或不成形，苔白厚腻，脉沉细。治疗当撤去部分温阳药，酌加化滞之品。方药：附子4g（先煎），太子参25g，白术20g，苍术20g，黄芪30g，鸡内金15g，生山楂15g，广木香6g，砂仁6g（后下），薏苡仁30g，甘草3g，7剂。

此后又复诊3次，均病情同前，续服前方。

9月27日十一诊：纳较可，偶有脘胀，大便不成形，肠鸣，四肢温和，脉滑而缓，舌苔薄白腻。续拟温肾健脾化湿。方药：附子5g（先煎），党参20g，黄芪30g，白术20g，苍术20g，薤白头30g，广木香5g，砂仁5g（后下），吴茱萸8g，肉豆蔻8g（后下），7剂。

期间复诊2次，症状无明显变化，治疗不变。

10月25日十四诊：患者四肢温和，面色渐华，大便仍不成形，脉见沉弦，苔薄白稍腻。此为脾虚明显，改拟益气健脾法。方药：广木香10g，砂仁10g（后下），太子参30g，白术20g，苍术20g，黄芪35g，吴萸5g，黄连5g，茯苓10g，甘草3g，制半夏10g，陈皮10g，7剂。

11月1日十五诊：患者10月29日胃镜检查示：慢性轻度浅表性胃炎伴轻度肠化，幽门螺杆菌（–）。肢温，纳可，大便成形，苔薄白，脉沉弦。患者病情已基本好转，脾肾功能已复，

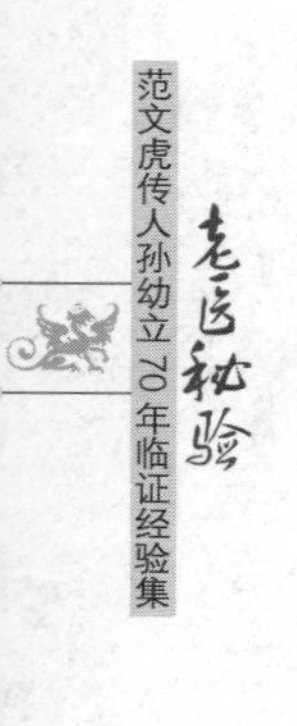

现巩固治疗。方药：广木香10g，砂仁10g（后下），党参30g，白术20g，苍术20g，茯苓10g，甘草3g，制半夏10g，陈皮10g，黄芪30g，厚朴10g，吴萸5g，黄连5g，14剂。

2014年12月18日随访，患者已参加劳动1月余，每天劳动时间在10～20小时，饮食如常，精力旺盛，因在户外作业，双手生冻疮。专程再请孙老先生开膏方以巩固疗效。

按：本案为慢性萎缩性胃炎伴肠化，西医目前并无确切的治疗手段，往往姑息治疗。孙老通过中医辨证施治，三月见功，使病情显著缓解，不可谓不神。究其缘由，乃重在辨证——脾胃虚寒，病久及肾；辅以辨病——慢性萎缩性胃炎伴中重度肠化。临床上萎缩性胃炎多见胃阴虚型、肝气郁型、胃热盛型。此案孙老独以脾胃虚寒入手，且兼顾肾。全程所用的主药为附子、党参、苍术、白术、升麻、山药、干姜、甘草、黄芪，间用香砂六君子、平胃散、左金丸等，理法方药相符，丝丝入扣。孙老用药味少而量重，不惧附子、肉桂、干姜等辛热之品，且加减药物灵活精准，如清震汤之去荷叶，足以体现浙东范氏传承之风。孙老通过温肾益气健脾法治疗此病，不但提供了实例，而且为萎缩性胃炎的治疗提供了另一种思路。

二、肠梗阻

王某，女，19岁，中学生，2014年5月7日初诊。患者因右下腹阵发性疼痛加剧在急诊科输液治疗3天，腹痛仍未缓解而要求中医紧急会诊。患者诉3年前曾因急性阑尾炎在某医院手术治疗，术后引起继发性肠粘连而出现右下腹疼痛，此后疼痛常因饮食不慎或劳累而复发，输液后可缓解。3天前患者突然又出现右中下腹疼痛，痛势较前为剧，经CT诊断为肠梗阻。

顷诊：痛苦病容，唇绛而干，大便3日未下，尿深赤，右中下腹可触及斜条索状物，触痛，脉沉数，舌苔黄厚腻，中剥裂深。中医诊断：腹痛。辨证：阳明腑实，阴津已损。治法：症情危重，法当急下。方拟大承气汤合增液承气汤。方药：生大黄10g（后下），元明粉10g（冲服），枳实10g，厚朴10g，玄参12g，生地15g，麦冬10g，1剂。药后4小时左右，患者出现矢气频转，旋下酱色状大便2次，量多，腹痛迅速缓解，腹肌柔软，斜条索状物消失，说明患者肠梗阻已除，1剂而愈。

泌尿系统疾病

一、慢性肾炎

案1 罗某，男，52岁，余姚市燕窝村人，2009年4月24日初诊。患者患慢性肾炎1年余，症见腰酸乏力，反复蛋白尿、血尿，曾多次在各大医院治疗，遍服中西药物乏效，症状时轻时重。近半月来，因上呼吸道感染后，上述症状加重，故来就诊。顷诊：尿色淡红，面目虚浮，腰府酸痛，乏力，口干，咽痛，舌质红，苔少，脉细数；尿常规中，红细胞（++），尿蛋白（++）；肾功能正常；两肾、膀胱、输尿管B超无特殊。西医诊断：慢性肾炎。中医诊断：肾劳。辨证：气阴两虚，兼夹外感风热。治法：益气养阴，佐以疏散风热。方拟黄芪生脉地黄汤加减。方药：黄芪30g，太子参30g，麦冬20g，生地15g，五味子6g，怀山药30g，山茱萸12g，丹皮12g，茯苓12g，川芎10g，泽泻12g，丹参30g，金银花30g，连翘20g，水牛角30g（先煎），水蛭10g；并口服氟氯西林钠胶囊0.25g，每日4次。7剂后，咽痛消失，精神好转，舌脉如前，复查尿常规见红细胞（+），尿蛋白（++）。仍拟益气养阴法治疗，上方去金银花、连翘，加五虫汤（蕲蛇5g，全蝎5g，蜈蚣2条，土鳖虫6g，地龙12g），并继续口服氟氯西林钠胶囊。服药半月后，自觉乏力、腰酸消失，舌质淡红，苔薄脉细，尿常规见红细胞少许，尿蛋白（+）。再服上方半月，并停服西药，复查尿常规正常，仍以黄芪生脉地黄汤加水蛭10g，玳瑁10g，10剂，以巩固疗效。半月后再次复查，尿常规仍正常，遂停药观察，并嘱预防感冒，注意休息，随访至2012年2月未发。

按：慢性肾炎病机复杂，虚实夹杂，往往涉及多个脏腑，辨证施治尤为重要。本案中医辨证为气阴两虚，在自拟方黄芪生脉地黄汤的基础上加减治疗取得了明显效果。对于慢性肾炎所致的尿血，孙老喜用祛瘀止血中药，如水蛭、三七、玳瑁，并配合西药抗感染治疗，以弥补中医之不足。

案2 屠某，男，56岁，余姚皇山桥人，2009年4月2日初诊。患慢性肾小球肾炎3年，曾用中西药物治疗，无明显疗效。顷诊：面色萎黄，眼睑浮肿，纳差，乏力，腰酸，舌质淡，苔白腻，脉濡细；尿常规中红细胞（+），尿蛋白（+++）；24小时尿蛋白定量2.3g；血清白蛋白3.4g/L。西医诊断：慢性肾炎。中医诊断：肾劳。辨证：脾虚夹湿。治法：健脾益气化湿，佐以固摄。方拟黄芪合剂合五虫汤加味。方药：黄芪30g，太子参20g，丹参20g，炒白术15g，茯苓15g，怀山药30g，川芎15g，莲须10g，制大黄5g，六一散10g（包煎），全蝎5g，蜈蚣2条，土鳖虫6g，地龙12g，炙僵蚕10g，芡实12g，金樱子20g，7剂。服药后患者自觉乏力、腰酸减轻，眼睑浮肿消失，舌脉如前，尿常规中红细胞（+），尿蛋白（++），仍拟上方加减出入。连续服用2个月，患者尿常规中红细胞（–），尿蛋白（–），继续以黄芪合剂加减治疗以巩固疗效。3个月后复查尿常规仍正常，随访1年半，未复发。

按：蛋白尿是慢性肾小球肾炎的主要临床表现之一，治疗十分棘手。孙老主张，治疗以中医辨证论治为主，标本同治。临床上本虚常以脾气虚、脾肾两虚、气阴两虚为主，标实常以夹湿、夹瘀为主。本案中医辨证为脾气虚，兼夹湿夹瘀，治疗上用黄芪合剂合五虫汤起到健脾固摄、搜风活血通络、利湿消肿之功，故取得了明显效果。

案3 罗某，女，44岁，余姚市丈亭邮政局，2010年4月26日初诊。患者1年前无明显诱因出现腰酸伴乏力，就诊当地卫生院，查尿常规中尿蛋白（+++），测血压为200/100mmHg，当即转至市人民医院肾病内科治疗，服用中西药物治疗效果均不佳。半年前再次就诊于宁波某三甲医院，经肾穿刺确诊为：轻度系膜增生，局灶膜增殖性肾小球肾炎。予口服醋酸泼尼松片50mg，每日1次，雷公藤多甙片20mg，每日3次，盐酸贝那普利10mg，每日1次。治疗1个月后尿蛋白转阴，血压降至140/80mmHg。以后醋酸泼尼松片逐渐撤减，2个月前减至10mg，每日1次，雷公藤多甙片减至10mg，每日3次。半月后复查尿常规中尿蛋白（++），故醋酸泼尼松片又加至15mg，每日1次，但尿蛋白仍持续存在，遂于今日上午来诊。顷诊：腰酸乏力，面目虚浮，手足心热，口干，舌质红，苔少，脉细数；血压140/80mmHg，颜面虚浮，巩膜不黄，心肺无特殊，腹平软，肝脾肋下未及，两下肢无凹陷性水肿；尿常规中红细胞（±），尿蛋白（++）；肾功能正常；肾脏B超无特殊。西医诊断：慢性肾小球肾炎，肾性高血压。中医诊断：肾劳。辨证：气阴两虚。治法：益气养阴，搜风通络。方拟黄芪生脉地黄汤加减。方药：黄芪30g，太子参30g，麦冬20g，生地20g，五味子10g，怀山药30g，山萸肉12g，丹皮12g，茯苓15g，女贞子15g，旱莲草20g，川芎10g，泽泻10g，丹参20g，蕲蛇5g，蜈蚣2条，全蝎3g，7剂；并嘱继服醋酸泼尼松片15mg，每日

1次，雷公藤多甙片20mg，每日3次，盐酸贝那普利片10mg，每日1次。

5月3日二诊：患者诉乏力、腰酸明显好转，口干略减，手足心热减退，舌脉如前，复查尿常规中尿蛋白（+）。效不更方，继续予益气养阴治疗，原方加地龙10g，土鳖虫6g，醋酸泼尼松片及雷公藤多甙片量不变。

5月18日三诊：患者诉乏力、腰酸消失，舌质红，苔少，脉细数，尿常规中尿蛋白（–）。中药仍予益气养阴法，上方适当加减，醋酸泼尼松片减至10mg，每日1次，雷公藤多甙片减至10mg，每日3次。

6月18日四诊：患者复查尿蛋白仍为阴性，继予原方治疗，醋酸泼尼松片再次撤减至5mg，每日1次，雷公藤多甙片剂量不变。继续服药1个月，尿蛋白仍为阴性，醋酸泼尼松片再次撤减至2.5mg，每日1次，中药原方不变，同时停服雷公藤多甙片。1个月后尿蛋白仍为阴性，遂停服醋酸泼尼松片，继续服用中药原方。3个月后复查尿常规正常，肾功能正常。门诊随访，至2013年1月尿蛋白仍为阴性。

按：慢性肾炎初期，临床以脾肾阳虚证较为多见，随着激素的大剂量应用，逐渐表现为气阴两虚证。本案患者，因激素撤减过快，导致尿蛋白持续不退，经用益气养阴的黄芪生脉地黄汤加具有搜风入络剔邪作用的虫类药，并配合西药激素才使尿蛋白消退，直至激素撤减至停服，尿蛋白一直为阴性，表明治疗取得了明显的临床效果。通过本案，证明了中西医结合治疗慢性肾炎蛋白尿的优势。

案4　严某，女，17岁，中学生，余姚市泗门镇人，2010

年3月8日初诊。患者1年来因反复血尿多次就诊于宁波、余姚各级医院，诊断为慢性肾炎，遍服中西药物疗效不佳，遂于今日上午来诊。顷诊：血尿反复，顽固不愈，疲倦无力，腰膝酸软，咽干口燥，手足心热，舌质红苔中剥，脉细数；尿常规中红细胞（+++），尿蛋白（±）；肾功能正常。诊断：尿血。辨证：气阴两虚。治法：益气养阴。方拟黄芪生脉地黄汤加减。方药：太子参30g，黄芪20g，五味子6g，生地30g，怀山药10g，山茱萸12g，丹皮10g，茯苓12g，泽泻10g，川芎10g，丹参20g，麦冬15g，3剂。

3月11日二诊：患者服上药后自觉精神好转，尿色淡红，腰酸减轻，仍有咽干口燥，手足心热，舌质红，苔中剥，脉细数。患者阴虚火旺证表现突出，故治疗改拟滋阴降火，凉血止血，予自拟肾炎血尿1号加减。方药：丹参30g，生地30g，知母12g，川芎15g，女贞子15g，旱莲草30g，黄柏10g，水牛角30g（先煎），重楼30g，龟甲20g（先煎），7剂。

3月18日三诊：患者诉尿色转清，咽干、口燥及手足心热减轻，舌质红苔中剥，脉细数；尿常规中红细胞（++）。服用上方有效，故仍拟滋阴降火法治疗，予前方加玄参15g以清热滋阴，蕲蛇5g以搜风入络剔邪，玳瑁1g以增强止血的作用。

3月25日四诊：患者诉腰酸明显减轻，尿色较清，口干减轻，手足心热消失，但尚感乏力，脉如前。患者阴虚火旺症状减退，但气阴两虚证的表现突出，改以益气养阴之法治之，方拟黄芪生脉地黄汤加重楼、乌梢蛇、水蛭。7剂后，患者诸症消失，复查尿常规：红细胞（+）。上方继续加减治疗2个月后，查尿常规正常，随访2年未见复发。

按：肾炎血尿是慢性肾炎常见的一种临床表现，西医诊断多为IgA肾炎。该病病情顽固，久治难愈。中医治疗强调辨证论治，孙老将之分为下焦湿热、气阴两虚、阴虚火旺三型论治。本案患者初诊时，表现为气阴两虚为主，以益气养阴立法治疗；后患者气虚症状好转，而阴虚火旺表现突出，改以滋阴降火立法治疗；待患者阴虚火旺症状减轻后，气阴两虚之证又再次表现出来，故又以黄芪生脉地黄汤益气养阴立法治疗为主。本案针对病机进行治疗，病机变，法变，方也变，故取得了明显效果。对于顽固性血尿，孙老多主张配合虫类药，利用虫类药性善走窜、搜风入络剔邪、活血化瘀的功用，可有效地促使血尿消失。

案5 励某，女，63岁，慈溪浒山胜山村人，2009年12月21日初诊。患者3年前无明显诱因反复出现腰酸、乏力，伴纳呆、恶心，经当地医院检查，测血压180/110mmHg，尿蛋白（+++），诊断为慢性肾炎，应用西医治疗但效果不佳。后于2008年6月在某三乙医院住院治疗，查尿蛋白（+++），血尿素氮28.1mmol/L，血肌酐456μmol/L，诊断为尿毒症。西医建议血液透析治疗，家属因经济原因拒绝，以后多次在某中医院门诊治疗，服用中西药物（具体不详），病情无明显好转，故于今日上午来诊。顷诊：腰膝酸软，肢倦乏力，纳呆恶心，面色萎黄，小便量少，舌质淡，苔腻，脉沉细；尿常规中红细胞（++），尿蛋白（+++）；血尿素氮29.64mmol/L，血肌酐468μmol/L；血红蛋白78g/L；双肾B超示两肾弥漫性病变，左肾萎缩。西医诊断：慢性肾炎，慢性肾功能不全（尿毒症期），肾性贫血，肾性高血压。中医诊断：肾劳。辨证：脾肾两亏，湿毒内停夹瘀。治法：健脾补肾，活血解毒，通脉泄浊。方药：黄芪40g，生大黄 8g（后下），丹参 30g，川芎 15g，淫羊藿 15g，当归 15g，六月雪 30g，桃仁 10g，落得打 30g，巴戟天 12g，生晒参 15g，7 剂；同时服用西药复方 α 酮酸片 4 片，每日 3 次，盐酸贝那普利片 10mg，每日 1 次，药用炭片 8 片，每日 3 次，促红素针 3000U 皮下注射，隔天 1 次。

12 月 28 日二诊：患者诉精神好转，恶心消失，胃纳转佳，腰酸减轻，舌质淡，苔腻，脉沉细，尿常规中尿蛋白（++）。上方有效，湿毒得化，故予原方加减出入。方药：黄芪 50g，生大黄 9g（后下），六月雪 30g，桃仁 10g，落得打 30g，当归 10g，巴戟天 12g，川芎 15g，骨碎补 12g，续断 30g，淫羊藿 15g，生晒参 30g，14 剂，西药同前。服药后患者诉腰酸明显好转，乏力消失，纳谷香，小便次数增多，舌质淡，苔薄，脉沉细；尿常规中红细胞（±），尿蛋白（++）；血尿素氮 22mmol/L，血肌酐 380μmol/L；血红蛋白 89g/L。患者各项指标均较前明显好转，故中药仍予健脾补肾，活血解毒泄浊之剂。方药：黄芪 50g，生大黄 8g（后下），地龙 10g，补骨脂 10g，巴戟天 10g，淫羊藿 12g，槐米 12g，炒白术 15g，六月雪 30g，生晒参 30g，14 剂。西药予复方 α 酮酸片 4 片，每日 3 次，盐酸贝那普利片 10mg，每日 1 次，药用炭片 8 片，每日 3 次，停止注射促红素针。治疗 3 个月后，患者诉偶感腰酸，尿蛋白（+），血肌酐 156μmol/L，血尿素氮 9mmol/L，血红蛋白 102g/L。患者各项指标继续好转，嘱继续门诊治疗以求得最佳效果。

按：肾衰竭隶属于中医“关格”“溺毒”“水肿”等范畴。其病机为正虚邪实，正虚是指脏腑、气血、阴阳虚损，尤以脾肾虚损为甚；邪实是指浊毒、瘀血、痰浊，也可伴水停为患，时而兼有外邪；正虚与诸邪互结，最终导致虚、湿、瘀、毒相互凝结的局面。脾肾衰败，夹浊夹瘀始终贯穿于慢性肾衰竭的始终，故治疗应立健脾补肾、降浊化瘀解毒之法，方以自拟肾衰一号，切中病机，故而取得了明显效果。方中生大黄通腑泄浊，黄芪、茯苓、生晒参、淫羊藿补肾益气扶正，丹参、当归、川芎活血化瘀，六月雪、落得打、槐米渗水利湿解毒，诸药合用，共奏健脾补肾、降浊化瘀解毒之功。

二、紫癜性肾炎

施某，男，18岁，慈溪庵东人，2009年3月25日初诊。患者于2个月前因食海鲜后出现肉眼血尿伴全身皮肤泛发小红点，于当地医院检查，尿常规示红细胞（++），尿蛋白（++），血常规示血红蛋白136g/L，血小板180×10^9/L，诊断为紫癜性肾炎。经抗过敏及激素治疗，半月后诸症消失，尿常规检查正常。7天前患者因感冒再次出现血尿，以及全身皮肤散在的小红点，故于今日上午来诊。顷诊：全身皮肤散在性紫癜，以四肢为甚，色鲜不暗，时发时止，伴有血尿，夜间盗汗，心悸，少寐，五心烦热，舌质红，苔少，脉细数；尿常规示红细胞（++），尿蛋白（++）；血常规正常。西医诊断：紫癜性肾炎。中医诊断：肌衄。辨证：阴虚血热。治法：滋阴清热，凉血止血。方拟知柏地黄汤加减。方药：知母10g，黄柏10g，生地30g，丹皮12g，泽泻10g，茯苓15g，怀山药25g，山萸肉12g，茜草根15g，水牛角30g（先煎），紫草12g，7剂，水煎服。

4月2日二诊：患者诉尿色转淡，紫癜消退，睡眠好转，心悸、盗汗、五心烦热减轻，舌质淡红，苔少，脉细数。效不更方，仍予原方治疗，持续服药2个月后，患者紫癜、血尿消失，无烦热、盗汗，尿液多次检查均正常，嘱继续服用知柏地黄丸以巩固疗效，随访半年未发。

按：紫癜性肾炎在紫癜阶段时，同时伴有肾脏的损害，与中医的“血证”“水肿”相关。中医对本病的治疗以辨证为主，有实热表现者，宜用清热解毒、凉血止血等法；有虚热表现者，宜用滋阴清热法。本案中医辨证为阴虚血热型，故用知柏地黄汤合茜根散加减以滋阴清热、凉血止血，切中病机，故而取得明显疗效。

三、肾病综合征

郑某，女，37岁，低塘镇垫桥村人，2009年5月27日初诊。患者1年前出现腰酸，浮肿，乏力，在市人民医院肾病专科检查，诊断为肾病综合征。1个月前应用激素治疗，现每日晨服醋酸泼尼松片60mg，因症状改善不明显，要求中医治疗。顷诊：满月脸，腰酸较甚，五心烦热，口干舌燥，夜间盗汗，舌质红苔少，脉细数；尿常规中红细胞（–），尿蛋白（+）；血尿酸增高，肾功能正常。西医诊断：肾病综合征，高尿酸血症。中医诊断：肾劳。辨证：阴虚火旺。治法：滋阴降火。方拟知柏地黄汤加减。方药：知母10g，黄柏10g，生地30g，女贞子15g，旱莲草10g，蝉衣12g，玄参12g，白花蛇舌草30g，落得打30g，每日1剂，水煎服；嘱患者继续口服醋酸泼尼松片50mg，并每周递减5mg，1个月后复诊。

6月27日二诊：患者激素减至30mg时出现腰酸肢冷，少气懒言，神疲肢倦，纳差，面色㿠白，舌质淡苔薄，脉沉细。辨证：脾肾阳虚。治法：健脾补肾。方药：黄芪30g，太子参30g，炒白术20g，茯苓20g，菟丝子30g，杜仲12g，仙茅10g，淫羊藿15g，补骨脂20g，怀山药30g，蝉衣12g，白花蛇舌草

30g，落得打30g，每日1剂；激素每2周减少5mg。1个月后复诊。

7月27日三诊：患者激素减至每日20mg时出现乏力、腰酸、纳呆等脾肾虚弱的表现，复查尿常规正常。改拟益气健脾，固肾通络。方拟黄芪合剂加减。方药：黄芪30g，太子参30g，丹参20g，炒白术12g，茯苓15g，怀山药30g，制大黄5g，川芎15g，莲须30g，水蛭10g，全蝎5g，蕲蛇5g，蜈蚣2条，地龙12g，土鳖虫10g；醋酸泼尼松片每2周减少5mg。1个月后复查，患者乏力明显好转，尿常规正常，之后激素以5mg维持，中药仍以益气健脾固摄为主。以后激素以5mg隔日口服，1年后停服。后随访2年，患者尿常规一直正常。

按：肾病综合征发病率较高，临床用激素治疗时，尤其是在激素撤减时，需分阶段进行中医辨证论治，勿拘泥于一法一方。本案在开始大量使用激素时出现阴虚火旺的症状，故用知柏地黄汤滋阴降火；随着激素的撤减，阴损及阳，出现阳虚，表现为腰酸怕冷，面色㿠白，故用右归丸补肾阳为主；当激素在维持阶段后，又出现脾肾虚的症状，则改用自拟黄芪合剂健脾固摄。临床上激素撤减至每日20mg时再继续撤减必须十分慎重，切忌急于求成，中药则应酌加固肾药，防止复发。本案辨证准确，药证合拍，故而取得明显疗效。

四、膜性肾病

严某，男，42岁，2012年7月4日初诊。患者经肾脏穿刺后诊断为膜性肾病，肌酐、尿素氮轻度上升，在某三甲医院住院治疗1月未效，故远道来诊。顷诊：不时双手抽搐，唇紫，口干，尿多，色黄，大便2日一行，脉滑，舌淡白中裂；尿常规中红细胞（++），尿蛋白（+++）。辨证：阴虚火旺。方药：知柏地黄汤加生大黄10g，川芎15g，玄参15g，白花蛇舌草30g，落得打30g，5剂；配合骨化三醇胶丸1粒，每日1次。

7月18日二诊：患者大便2～3日一行，手心热，舌淡红中裂，脉数；复查尿常规示红细胞（+），尿蛋白（+）。续拟滋阴降火泄浊法，上方加制大黄10g，地龙12g，鲜石斛10g（泡服），14剂，西药同前。

8月15日三诊：自述近来双手稍用力后颤抖，纳可，唇紫，大便2日一行，尿色略黄，查电解质正常，尿常规示尿蛋白（+）。前法再进，方药：知柏地黄汤加制大黄10g，生大黄6g，白花蛇舌草30g，落得打30g，地龙10g，蕲蛇4g，15剂，西药同前。

9月5号四诊：诉双手颤抖已消失，大便难下，易汗，五心烦热，尿黄，脉滑数，舌质红苔薄黄；尿常规示红细胞（+），尿蛋白（+），红细胞2～4个/HP。续拟滋阴降火，通腑解毒法。方药：知柏地黄汤加生大黄10g，制大黄10g，白花蛇舌草30g，落得打20g，地龙12g，水蛭6g，蕲蛇5g，玄参15g，15剂。

9月26日五诊：由于患者过多进食荤腥，出现大便每日或隔日一行，肤热，脉滑数，舌淡红，查尿蛋白（++），血肌酐127μmol/L。故改拟清热泄浊法。方药：生大黄12g，制大黄12g，黄柏10g，地龙10g，生地30g，玄参12g，知母15g，白花蛇舌草30g，落得打30g，蕲蛇5g，丹皮10g，桃仁12g，鬼箭羽20g，金银花30g，15剂；同时服用雷公藤多甙片2片，每日3次。

10月15日六诊：诉关节疼痛，五心烦热，大便每日一行，量中等，脉数，舌淡红；尿常规示红细胞（±），尿蛋白（+），红细胞 5 ~ 7 个 /HP。前法有效，击鼓再进，上方加水蛭 9g，15 剂。因患者诉患有高尿酸血症已久，故加别嘌醇片 1 片，每日 3 次。

10 月 27 日七诊：诉关节痛未已，纳可，便调，尿常规正常，肾功能正常。前法再进，予生大黄 12g，制大黄 12g，黄柏 10g，地龙 10g，生地 30g，玄参 12g，知母 15g，白花蛇舌草 30g，落得打 30g，蕲蛇 5g，丹皮 10g，桃仁 12g，鬼箭羽 20g，金银花 30g，水蛭 10g，重楼 20g，15 剂；同时服用雷公藤多甙片 2 片，每日 3 次。患者停药 3 个月后复查，除尿蛋白（+）外，其余各项指标均正常，疗效明显。

按：本案始终用滋阴降火、解毒泄浊法加用虫类药治疗，4 个月后收效，但远期疗效未访，深以为憾。

五、胡桃夹综合征

朱某，男，52 岁，农民，余姚市阳明街道丰山前村人，2009 年 5 月 28 日初诊。顷诊：血尿 10 天，尿色淡红，伴面色不华，体倦乏力，气短，舌质淡，脉细弱；尿常规中红细胞（++++），尿蛋白（–），红细胞形态基本正常；B 超示两肾、膀胱、输尿管未见异常；CT 提示左肾静脉及下腔静脉处狭窄。西医诊断：胡桃夹综合征。中医诊断：尿血。辨证：脾不统血。治则：益气健脾摄血。方拟归脾汤加减。方药：党参 30g，炒白术 20g，茯苓 20g，炙甘草 6g，生黄芪 30g，当归 20g，远志 10g，广木香 5g，龙眼肉 15g，酸枣仁 15g，阿胶 10g（烊化），白及 15g，煅龙骨 30g（先煎），煅牡蛎 30g（先煎），7 剂，每日 1 剂，水煎服，日分 2 次服。

6月5日二诊：患者自诉精神明显好转，血尿减轻，舌质淡红，脉细，尿常规中红细胞（++）。原法再进，前方加花蕊石30g（先煎），侧柏叶10g以加强止血之力，7剂。

6月12日三诊：患者诉血尿基本消失，尿色较清，面色红润，无明显乏力气短，舌质淡红，苔薄，脉细，尿常规中红细胞（+）。效不更方，仍拟归脾汤加白及12g，阿胶10g（烊化），三七粉3g（吞服），7剂。

6月19日四诊：患者诉尿色清，无明显不适，舌质淡红，苔薄，脉细；尿常规中红细胞（–）。继续益气健脾摄血，予归脾汤加白及12g，阿胶10g（烊化），三七粉3g（吞服），侧柏叶10g，7剂。

6月26日五诊：患者诉尿色清，无明显不适，尿常规正常。遂停药，随访至今未复发。

按：胡桃夹综合征即左肾静脉压迫综合征，又称胡桃夹现象，好发于青春期至40岁左右的男性，超声及CT可明确诊断。胡桃夹综合征首先要排除因先天性畸形、外伤、肿瘤、结石、感染及血管异常等引起的尿血，对反复发作的胡桃夹综合征，西医多主张手术治疗。中医通过辨证论治治疗本病，有明显优势。本案辨证为脾不统血，运用益气摄血的归脾汤为主，治疗月余而愈。

六、泌尿系结石

邵某，男，59岁，余姚市朗霞镇赵家村人，2009年7月13日初诊。患者右腰部剧烈绞痛3天，痛引少腹，伴肉眼血尿，尿涩不畅，恶心，呕吐，舌质红，苔黄腻，脉滑数，查右侧肾区叩击痛；尿常规中红细胞（+++），尿蛋白（–）；B超示两肾小结石，膀胱小结石，前列腺有低回声结节及结石；CT示前列腺结石。西医诊断：泌尿系结石。中医诊断：石淋。辨证：湿热下注，煎熬成石。治法：清热利湿，活血化瘀，通淋排石。方拟肾石二号方加减。方药：穿山甲10g，郁金25g，莪术15g，三棱10g，枳壳15g，冬葵子10g，车前草30g，海藻10g，昆布10g，滑石30g（先煎），海金沙30g（包煎），广金钱草30g，7剂；配合西药654-2片10mg，双氢克尿噻片50mg，均每日1次，并嘱患者多饮水与跳跃运动。

7月20日二诊：患者诉腰痛、血尿消失，无恶心、呕吐，排出绿豆大小结石数枚，舌质红，苔黄，脉滑数，右肾区叩击痛（±）。继续予原方治疗，并服用654-2片10mg，双氢克尿噻片50mg，均每日1次，以配合治疗。半月后复诊，经B超检查，结石消失。

按：泌尿系结石属于中医“石淋”范畴。其基本病机不外乎下焦湿热，日久煎熬成石，砂石阻滞，气滞血瘀，不通则痛。治当清热利湿，活血化瘀，通淋排石。方用自拟肾石二号治疗，方中金钱草、海金沙、滑石、车前草、冬葵子清热利湿，通淋排石；穿山甲、郁金、三棱、莪术活血化瘀；海藻、昆布软坚散结，有助于化石排石；枳壳理气，促进平滑肌扩张。诸法合施，从各方面促进排石，取得了明显效果。

生殖系统疾病

一、不育症

鲁某，男，26岁，余姚市梨洲街道人，2010年9月3日初诊。患者诉结婚3年一直未育，曾在宁波市妇儿医院检查，女方无异常，男方精液常规检查示：精液液化异常，精液黏稠如胶冻状，体外60分钟以上不能液化，精子活力低下。多年来多次服用补肾温阳中药，女方一直未孕，遂于今日上午来诊。顷诊：举而不坚，早泄，腰膝酸软，失眠多梦，头晕，夜间盗汗，舌质红苔中剥，脉沉。中医诊断：不育症。辨证：肾阴虚，病久阴损及阳。治法：滋阴补肾。方拟左归丸加减。方药：熟地20g，生地30g，补骨脂10g，紫河车粉10g（冲服），鹿角胶10g（烊化），巴戟天10g，山茱萸10g，五味子10g，菟丝子30g，龟甲胶10g（烊化），7剂。

9月16日二诊：患者诉早泄好转，腰酸头晕减轻，仔细察舌，见舌质暗红，边有瘀点，结合精液液化异常，考虑有血瘀证存在，故在原方基础上加丹参30g，桃仁10g以活血化瘀，服7剂。

9月23日三诊：患者勃起功能稍有改善，早泄亦有改善，盗汗消失，舌质暗红，脉沉。考虑患者仍有早泄，故在原方基础上再加金樱子20g，桑螵蛸15g以固肾涩精，服7剂。

10月4日四诊：患者诉早泄消失，阴茎勃起功能明显改善，舌质暗红，脉沉，精液常规化验示精子活力及精液液化稍有改善。续拟滋阴补肾，活血化瘀治之。方药：桃仁10g，赤芍10g，生地20g，麦冬10g，紫河车粉10g（冲服），鹿角胶10g（烊化），五味子8g，黄芪30g，巴戟天10g，龟甲胶15g（烊化），阿胶10g（烊化），丹参30g。7剂后复诊，患者诉性功能恢复，舌质淡红，脉沉。效不更方，仍在原方基础上加减治疗。1个月后，患者来院告知，性功能已恢复正常，女方已怀孕。

按：男性精液不液化症是指离体精液在约25℃室温内，超过30分钟不能液化，或仍含有不液化的凝块，是男性不育症的常见原因。本病西医治疗多用蛋白酶内服外用，虽能使液化问题有所改善，但影响精子的活力，影响孕育。中医认为，本病的基本病机为肾虚夹瘀，应予补肾活血治疗。现代药理证实，采用补肾活血中药能明显缩短精液液化时间，改善精液质量，提高精子活力。本案中，孙老用鹿角胶、阿胶、龟甲胶、巴戟天、紫河车、生地温肾壮阳，益精补血；桃仁、丹参、赤芍活血化瘀，通行血脉；五味子益气生津，麦冬养阴生津；黄芪补气。上药合用有补肾活血之功，可使肾气足，瘀血去，从而促进精液液化，改善精子质量，提高精子受孕能力。

二、不射精症

胡某，男，32岁，慈溪浒山镇人，2009年6月10日初诊。患者诉自2005年10月结婚以来，每次性生活均不射精，却时有梦遗，伴有腰酸、形寒、小便次数多等症，舌质淡紫，苔薄白，脉沉细涩。发病以来，曾服过金匮肾气丸及海狗肾、鹿茸等中药泡酒，未见好转。患者曾于7年前行包皮环切术，婚前有“手淫史”，否认不洁性交史。辨证：肾阳不足，瘀阻络脉。治法：温肾益气，活血化瘀。方拟右归丸加减。方药：熟地

30g，菟丝子25g，续断25g，怀山药30g，鹿角胶12g（烊化），龟甲胶12g（烊化），党参30g，枸杞30g，仙茅10g，淫羊藿30g，当归30g，川牛膝15g，地龙15g，王不留行10g，蜈蚣2条，穿山甲10g。服用7剂后，患者腰酸、形冷好转，仍不射精，故上方加路路通20g，车前子10g，连服10余剂而愈，随访至今，一直能同房射精。

按：本案患者婚前有手淫恶习，损伤肾气，致肾气不足，射精无力，败精阻窍，经脉瘀滞，日久肾阳亦虚，病情日趋严重，故治以温肾益气，活血通络利窍。方中选用熟地、菟丝子、续断、怀山药、鹿角胶、龟甲胶、党参、枸杞、仙茅、淫羊藿温肾益气，当归、牛膝、地龙、穿山甲、蜈蚣、王不留行、路路通、车前子活血化瘀、通关利窍，药证合拍，故能收效。

神经系统疾病

一、脑梗死

案1 陈某，男，69岁，肖东郭相桥人，2009年10月1日初诊。患者有高血压病、冠心病病史10年。半月前，患者突然无明显诱因出现头晕，左侧肢体麻木，活动不利，伴口眼歪斜，言语不清，在当地卫生院住院治疗1周，病情未见好转，故来诊。顷诊：左侧半身不遂，肢软无力，口眼歪斜，言语謇涩，舌质淡紫，苔薄白，脉细涩无力；查血压180/100mmHg，左上肢肌力0级，左下肢肌力1级；CT报告示基底节区脑梗死。西医诊断：脑梗死。中医诊断：中风。辨证：气虚血瘀。治法：补气活血，通经活络。方拟补阳还五汤加减。方药：生黄芪60g，川芎15g，当归20g，赤芍10g，红花9g，广地龙12g，桃仁10g，全蝎5g，蜈蚣2条，桑枝30g，川断20g，土鳖虫6g，每日1剂，7剂；并配合西药氯沙坦钾片50mg，每日1次，降压治疗。

10月8日二诊：患者诉服药后左侧肢体活动稍改善，舌脉如前，查肢体肌力：左上肢0～1级，左下肢2级，予上方适当加减。服用1个月后复诊，患者诉肢体活动明显好转，言语转清，查肢体肌力：左上肢肌力3级，左下肢肌力提高至4级，嘱继续服用益气活血中药以巩固疗效。又1个月后，患者肢体肌力恢复正常，生活自理，嘱服中成药步长脑心通以善其后。

按： 本案为“中风后遗症”。辨证为气虚血瘀，治疗宜选用补阳还五汤以补气活血。孙老指出，此案须重用黄芪，用量应在血压正常的情况下逐渐加大至120g，并强调应加用虫类药，盖虫类药具有行走攻窜、搜风通经活络之功，以促进肢体肌力恢复，提高临床疗效。

案2 应某，女，76岁，2012年12月5日初诊。患者2年前突然出现左手足不用，口眼歪斜，语强难出，但神志清醒，经当地医院诊断为脑梗死。治疗3个月后，患者仍左手难以上举，行动乏力，须策杖而行，饮食减少，其他症状全部消失。顷诊：面容苍白，形体消瘦，左手难以上举，上举时诉左臂拘急有痛感，纳差，唇紫，舌苔薄白，脉细弱。辨证：气偏枯于左，气虚血瘀。方拟补阳还五汤最为对症，但必须加用虫类药以搜幽通络。方药：生黄芪50g，桃仁10g，红花10g，桂枝5g，地龙10g，当归12g，川芎12g，赤芍12g，蜈蚣1条，全蝎4g，14剂。半月后复诊，诉左臂活动度明显增加，食欲渐增，精神好转，原方加大黄芪剂量至60g，以后每复诊1次，即增加黄芪剂量10g，直至增至90g，余药剂量不变。至2013年2月25日复诊，患者左臂活动度正常，饮食增进，面色红润，生活不但能完全自理，还可以从事做饭、烧菜等工作。2013年9月2日复诊，患者一切正常。

二、失眠

李某，女，53岁，陆埠李宅人，2009年6月10日初诊。患者于3个月前与丈夫吵架后致夜间失眠，之后逐渐加重，有时整夜难以入睡，遍服中西药无效，故于今日来诊。顷诊：不寐，性情急躁易怒，不思饮食，口渴喜饮，目赤口苦，小便黄赤，大便秘结，舌质红，苔黄，脉数；血压135/80mmHg，心肺听诊无特殊。西医诊断：神经官能症。中医诊断：不寐。辨证：肝郁化火，上走清窍。治法：清肝泻火。方拟龙胆泻肝汤加减。方药：龙胆草10g，柴胡10g，黄芩10g，生地10g，焦山栀10g，木通6g，当归15g，车前子10g（包煎），泽泻10g，生甘草6g，知母10g，玳瑁10g（先煎），黛蛤散30g（包煎），神曲10g，7剂。

6月17日二诊：患者诉胸胁胀闷，睡眠较前好转，目赤口苦减轻，大便通畅，舌脉如前。续拟清肝泻火，原方去知母改加郁金12g，制香附10g以疏肝理气，7剂。

6月24日三诊：诉睡眠明显好转，晚上已能睡6个小时，性情好转，胸胁胀闷及目赤口苦消失，舌红苔黄，脉数。继续予原方7剂，巩固疗效。

7月3日四诊：诉睡眠正常，遂停服中药，予中成药枣仁安神颗粒，每晚1包，以善其后。

按：不寐一证，有虚实之分，贵在辨证论治。本案辨证为肝郁化火，上走清窍而致不寐，用龙胆泻肝汤清肝泻火，方证合拍，故收效明显。

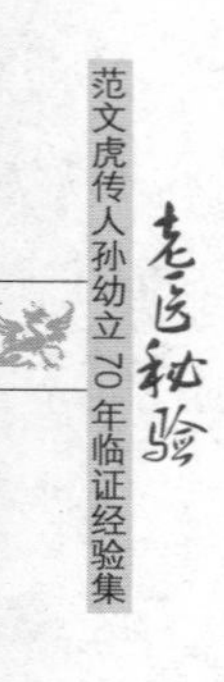

新陈代谢疾病

一、糖尿病

罗某，女，47岁，农民，余姚市陆埠镇石门村人，2010年9月20日初诊。1年前患者无明显诱因逐渐出现多饮、多食、多尿，形体日渐消瘦，在当地卫生院检查，诊断为糖尿病，经服降糖药未见好转。半年前至本市某医院住院治疗，测血糖为20.5mmol/L，经注射胰岛素，血糖降至7.3mmol/L后出院。1个月前患者又感口渴、多饮加重，经测空腹血糖又升至22.5mmol/L，医生建议增加胰岛素剂量，患者担心胰岛素的副作用而拒绝加量，故于今日来诊，要求中医治疗。顷诊：口渴多饮，尿频量多，善饥多食，神疲，眩晕，气短，膝麻，形体消瘦，舌质淡红苔中剥，脉细数；测血压140/85mmHg，心肺无特殊；空腹血糖21.8mmol/L，尿糖（+++），肝肾功能及电解质均正常。现胰岛素剂量为早18U，晚9U。西医诊断：2型糖尿病。中医诊断：消渴。辨证：气阴两虚。治法：益气养阴，滋阴清热。方拟三消合一汤加减。方药：太子参30g，黄芪30g，甲级石斛12g，玄参12g，生地20g，苍术15g，知母10g，葛根30g，川连6g，地龙10g，乌梢蛇12g，杞子10g，白菊花15g，7剂。

9月27日二诊：药后神疲、气短消失，口渴减轻，肢体麻木亦减，舌脉如前，测空腹血糖为15.6mmol/L。效不更方，原方加制首乌15g以滋补肝肾之阴。

10月4日三诊：患者稍感口渴，肢体麻木消失，眩晕好转，舌脉无变化，测空腹血糖9.6mmol/L，胰岛素维持原剂量，中药仍予原方加减。方药：太子参30g，黄芪30g，甲级石斛12g，玄参12g，生地20g，苍术15g，知母10g，葛根30g，川连6g，地龙10g，枸杞子10g，天花粉15g，7剂。

10月29日四诊：患者服用上方20余剂后，自觉症状明显减轻，无多饮、多尿、多食，偶有头晕，舌质淡，苔薄黄，脉细，测血糖7.3mmol/L，胰岛素也已减至早14U，晚7U。患者病情逐渐缓和，仍以原方出入以巩固疗效。

按：消渴病自始至终以阴虚为本，初期表现为阴虚燥热，中期表现为气阴两虚，后期则表现为阴阳两虚。消渴病临床上表现为上、中、下三消，主张三消同治，一方统治，以滋阴清热、益气养阴为治疗原则，调理周身经络、脏腑气血，达到气血通畅，阴平阳秘的目的。本案患者辨证为气阴两虚，用三消合一汤滋阴清热、益气养阴，切中病机，故取得了明显效果。方中黄连、知母清肺胃之热；生地、玄参、石斛滋肺胃之阴；黄芪、太子参益气；葛根生津止渴；苍术健脾燥湿，兼有敛脾精之作用，与生地、玄参等滋阴之品相伍，可制其短扬其长。全方共奏滋阴清热、益气养阴之功。

二、肌营养不良

李某，女，13岁，余姚市河姆渡镇河姆渡村人，2009年6月25日初诊。患儿家属发现患儿右侧少腹部及外阴肌肉萎缩3年，曾在上海、杭州各大医院就诊，诊断为肌营养不良，遍服中西药物乏效，故于今日来诊。顷诊：患者右侧少腹部及外阴部肌肉明显萎缩，少腹部肌肉可见明显紫斑，伴有腰膝酸软，头晕，舌质红，苔少，脉细数；查血清磷酸肌酸激酶明显增高。西医诊断：肌营养不良。中医诊断：痿证。辨证：肝肾不足，兼夹瘀血内停。治法：补益肝肾，佐以活血化瘀。方拟六味地黄汤加减。方药：生地15g，熟地15g，丹皮10g，泽泻10g，茯苓12g，山茱萸10g，怀山药12g，鹿角胶9g（烊化），枸杞子15g，龟甲20g（先煎），怀牛膝12g，黄芪20g，当归15g；另配藏红花5g加入葡萄酒200mL中浸泡，每日1匙，一日2次服用。服药半月后，患者少腹部紫斑消失，肌肉萎缩略有减轻，精神好转，舌脉如前。仍用原法，并于上方中加杜仲10g，制首乌15g，继续藏红花5g泡酒服用以活血化瘀。1个月后患儿右侧少腹部及外阴部肌肉萎缩消失，两侧肌肉发育对称，无腰酸头晕，舌质淡红，苔薄脉细，仍嘱服六味地黄丸以巩固疗效，随访半年未见复发。

按：中医认为，肾为先天之本，主藏精，主骨生髓，肝主筋。肌营养不良属中医“痿证”范畴，与肝肾关系最为密切。若先天禀赋不足，精亏血少，则不能营养肌肉、血、筋骨，以致逐渐出现肌肉萎缩。本案病程日久，同时伴有腰膝酸软、头晕、盗汗、舌质红、苔少、脉细数等肝肾不足之表现，以及伴有少腹部紫斑等瘀血内停之象等。故治疗用六味地黄汤加枸杞子、制首乌、杜仲、怀牛膝、鹿角胶、龟甲补中益肾，以藏红花活血化瘀，药证相符，取得了明显效果。

风湿性疾病

类风湿关节炎

黄某，女，43岁，余姚市陆埠镇人，2009年4月15日初诊。患者3年前因受寒而引起右侧肢体疼痛，此后逐日加重，出现膝及指关节的肿胀疼痛，四肢活动受限，并伴肢体轻度浮肿。1年前在某医院检查，抗“O”阳性，血沉升高，类风湿因子阳性，用激素及肠溶阿司匹林、双氯芬酸钠肠溶缓释胶囊等药治疗，病情稍缓解。3个月后患者因西药副作用大而间断服用，又加针灸及中药治疗，病情时轻时重。1个月前患者右侧肢体疼痛加重，伴两侧膝关节及两手指关节疼痛肿胀，手软无力，胃纳不佳，故于今日上午来诊。顷诊：四肢关节红肿疼痛，屈伸不利，口渴不欲饮，小便黄赤，舌质红苔黄腻，脉滑数；类风湿因子阳性，抗“O”阴性，血沉75mm/h。西医诊断：类风湿关节炎急性进展期。中医诊断：痹证。辨证：风湿热痹。治法：清热通络，祛风除湿。自拟热痹饮加减。方药：地龙10g，苍术15g，防已10g，川牛膝10g，知母10g，金银花30g，豨莶草30g，黄柏10g，络石藤30g，天仙藤30g，青风藤30g，生石膏30g（先煎），7剂；并口服中成药雷公藤多甙片20mg，每日3次。

4月22日二诊：患者诉右下肢及四肢关节疼痛明显减轻，肿胀减退，舌质红苔黄，脉滑数。效不更方，继续以热痹饮加减治疗。1个月后患者诉疼痛消失，四肢关节活动自如，经检查：抗“O”阴性，类风湿因子转阴，血沉12mm/h。为巩固治疗，嘱患者间断服用雷公藤多甙片。

按： 本案属于中医“痹证”范畴。患者为类风湿关节炎急性活动期，关节肿胀疼痛明显，有时可伴发热。中医辨证为风湿热痹，用自拟方热痹饮加减，方中知母、黄柏、金银花清热，苍术、防己燥湿化湿，地龙、川牛膝活血通络，豨莶草、络石藤、天仙藤、青风藤祛风化湿、通络止痛。全方共奏清热除湿、祛风通络之功，药证相合，故取得了明显效果。

妇科疾病

一、原发性痛经

俞某，女，22岁，2009年6月12日初诊。患者15岁时月经来潮，经量中等，月经周期正常，平素月经来潮时感少腹疼痛如绞，经色紫暗有血块，严重影响学习工作，服用止痛药后方能缓解，遍求中西医治疗无效，遂来就诊。顷诊：适逢经来，腹痛难忍，呻吟不止，舌质淡紫，苔薄白，脉弦涩。中医诊断：痛经。辨证：气滞血瘀。治法：理气活血。方拟少腹逐瘀汤加减。方药：小茴香10g，干姜6g，延胡索20g，当归15g，川芎12g，赤芍15g，蒲黄粉10g（包煎），五灵脂10g（包煎），肉桂5g（后下），月月红12g，制香附10g，3剂。服药1剂后患者即感疼痛较前减轻，以后嘱患者每于经前5天服药，至疼痛缓解为止。用少腹逐瘀汤加减连续治疗4个月经周期后，患者痛经治愈，随访2年，至今未复发。

按：本案痛经辨证为气滞血瘀型，用王清任的“少腹逐瘀汤”活血调经、温中散寒、理气止痛，取得了明显效果。临床上痛经的原因很多，病机复杂，中医治疗强调辨证论治，方能奏效。

二、多囊卵巢综合征

王某，女，27岁，慈溪天元镇人，工人，2009年4月20日初诊。自诉结婚2年来一直未孕，半年前出现闭经现象，经当地医院妇科给予安宫黄体酮口服后月经来潮，但经量少，色淡红。停药1个月后患者又出现停经现象，再次于当地医院妇科检查，发现BBT为单相，促黄体生成素与卵泡刺激素的比值大于25，泌乳素接近参考值的高值，雌激素接近参考值的低值；B超检查示子宫大小为50mm×31mm×42mm，前位，右侧卵巢大小25mm×35mm，内见十余个无回声暗区，其直径为8mm×6mm左右。西医诊断为多囊卵巢综合征。经服西药乏效，遂就诊中医。顷诊：经停2月余，少腹疼痛如针刺状，舌质紫暗，苔薄白，脉弦涩。中医诊断：闭经。辨证：瘀血内停。治法：活血化瘀。方拟桃红四物汤加减。方药：桃仁10g，红花6g，当归20g，川芎10g，赤芍10g，水蛭10g，制大黄10g，土鳖虫6g，7剂。

4月27日二诊：患者诉月经仍未来潮，少腹疼痛消失，舌脉如前，BBT单相。守上方，再服7剂。

5月6日三诊：患者诉服药后于5月4日月经来潮，第2天月经量多，色暗红，有少许血块，BBT呈双相。经净后，中药改予补肾养血治疗，方药：生地20g，熟地20g，枸杞子20g，菟丝子30g，当归20g，川芎10g，赤芍10g，杜仲12g，山茱萸12g，何首乌30g，炙甘草6g。如此经前服桃红四物汤加减14剂，经后以补肾养血法治疗14剂，连续治疗3个月经周期后，月经恢复正常，2009年9月20日患者家人告知已怀孕。

按：多囊卵巢综合征以妇女青少年期至生育期出现高雄激素、无排卵等现象为特征，临床多见月经不规则或闭经，肥胖，多毛，不孕等。西医目前尚无满意的治疗方法，运用传统中医治疗具有一定的优势。根据临床表现，本案应属于中医“闭经”“月经不调”“不孕”范畴，中医辨证为血瘀型，治疗上从活血化瘀入手，切中病机，故能取得显著疗效。根据多年经验，孙老认为，在辨证论治过程中，若抓住“瘀血”贯穿全过程这个病机进行治疗，可提高临床疗效。

三、青春期功血

黄某，女，14岁，余姚市牟山湖山村人，2010年9月27日初诊。患者近3个月月经来潮时经量明显增多，伴经期延长。2个月前，月经来潮时突然经量增多如泉涌，立即至某三乙医院住院治疗，诊断为青春期功能性子宫出血，经止血及激素周期疗法治疗后经血方止。1周前患者再次月经来潮，依然量多，已10余天未停，遂于今日上午来诊，要求中药治疗。顷诊：气短神疲，面色㿠白，经血量多，色清而质薄，无血块，纳少，舌质淡，苔薄，脉细；血常规中血红蛋白98g/L，血小板150×10^9/L。西医诊断：青春期功血。中医诊断：崩漏。辨证：脾不统血。治法：补气摄血，养血调经。方拟固本止带汤加减。方药：生晒参15g，太子参30g，生黄芪40g，炒白术15g，阿胶12g（烊化），白芍12g，熟地12g，龙骨30g（先煎），牡蛎30g（先煎），花蕊石30g（先煎），乌贼骨20g（先煎），2剂。

9月30日二诊：诉经量减少大半，精神明显好转，纳可。效不更方，予原方3剂。

10月3日三诊：患者月经干净，精神可，面色好转，舌质淡，苔薄，脉细，予归脾汤3剂以善其后。随访1年未复发。

按：青春期功血是妇科临床常见病，单纯用性激素治疗，疗程长且有较多副作用，而中医辨证论治疾病则具有较大优势。功血属中医“崩漏”范畴。根据孙老多年临床经验认为，其病因有“虚、滞、热、瘀”等，但无论起因如何，均与中医肝、脾、肾三脏密切相关。本案室女肾气初盛，冲任功能未健，因学习紧张，生活无规律，造成脏腑功能失调导致崩漏。中医辨证为脾虚不能统血，治疗用固本止带汤以健脾补气摄血治疗。方中太子参、黄芪、白术健脾益气摄血，阿胶养血止血，白芍、熟地补血，龙骨、牡蛎、乌贼骨、花蕊石收敛止血。诸药合用起到了补气摄血、养血调经之功，故收效明显。

四、免疫性不孕

案1　王某，女，32岁，护士，2008年9月5日初诊。诉结婚2年未孕。患者月经周期、夫妻性生活及男方精液检查均正常，无痛经，无乳癖，后经多家医院检查，发现患者抗卵巢抗体阳性，诊断为免疫性不孕。现代医学可用激素治疗，同时采取避孕措施。因激素使用较久，具有一定的副作用，且治疗效果不理想，故患者寻求中医治疗。顷诊：形体丰满，畏热，手心额心均灼热，口干不思饮，尿黄，月经周期正常，舌质偏红苔白，脉滑数。辨证：阴虚火旺，三焦热盛。治法：滋阴降火。方拟知柏地黄汤加减。方药：知母15g，黄柏12g，生地30g，山茱萸10g，茯苓10g，丹皮10g，地骨皮10g，山栀子10g，玄参10g，怀山药10g，黛蛤散30g（包煎）。此后以此方为基本方随症加减，3个月为1个疗程。

12月10日二诊：复查抗卵巢抗体仍阳性，建议原方继续服用，并每月复查抗卵巢抗体1次。

2009年2月15日三诊：复查抗卵巢抗体转阴，患者十分高兴，嘱继续服用，巩固疗效。1个月后患者发现妊娠，后足月产一男婴，母婴平安，未出现异常。

按：中医无免疫性不孕的病名，只能归入原因不明性不孕。本案根据四诊合参，辨证为阴虚火旺，三焦热盛。朱丹溪谓，“阳常有余，阴常不足”。王冰认为，“寒之不寒，责其无水”，故当壮水之主，以制阳光。本案的治疗以知柏地黄汤滋阴降火为主，佐以地骨皮、玄参、山栀子、黛蛤散清三焦之热为辅，连续加减治疗5个月，终使阴平阳秘，免疫反应恢复正常而怀孕。

案2 戚某，女，31岁，教师，2012年12月3日初诊。诉婚后2年未孕，夫妻性生活正常。患者有过敏性紫癜、高血压病、糖尿病、肾病病史。顷诊：矮而胖，面如满月，手足心热，多饮，多尿，善饥，尿黄，常腰腿酸软，脉数，舌质红苔薄白；血压140/80mmHg；查尿蛋白（+），空腹血糖7.32mmol/L，抗精子抗体弱阳性，抗卵巢抗体阳性。西医诊断：免疫性不孕，高血压病，糖尿病，糖尿病肾病，过敏性紫癜。中医诊断：不孕，消渴。辨证：肺胃肾阴虚，相火旺盛。用滋阴降火、生津润肺法为主，两病同治。方拟三消合一汤加减。方药：太子参30g，生黄芪30g，葛根20g，苍术15g，黄连5g，玄参10g，生地20g，麦冬10g，鲜石斛12g，知母10g，黄柏10g，泽泻10g，丹皮10g，怀山药10g，广地龙10g，蕲蛇5g，7剂。以此为基本方加减，1个月后复查，血压130/80mmHg，血糖5.5mmol/L，尿蛋白转阴。2个月后复查，抗精子抗体及抗卵巢抗体转阴。2013年2月患者妊娠，无明显妊娠反应，无多饮、多尿，仍善饥，腰腿酸软，间有阴道少量出血。为保胎起见，停服降糖西药，原方去地龙、蕲蛇，加白术10g，黄芩10g以安胎，苎麻根30g，桑螵蛸15g以固胎。2013年10月6日再次复诊：诉此方持续服用，曾在孕30周时至某三甲医院作围产期检

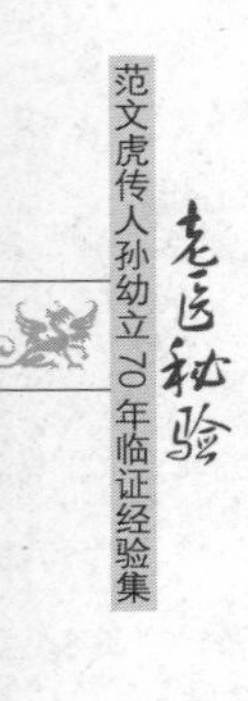

查，胎儿发育良好；现时有腰酸或少许阴道出血，尿蛋白（–），空腹血糖7.3mmol/L，血压130/78mmHg，建议原方仍可服用。至孕37～38周患者住院治疗，并注射胰岛素以确保母婴安全。后于11月27日顺产一男婴，母婴平安。

按：本案的要点，首先是解决免疫功能异常。因患者年逾三旬，婚两年不孕，迫切要求育子。阴虚火旺既是不孕症的病机，亦是糖尿病的主要病机，完全可以异病同治。三消合一汤具有滋阴降火、生津润燥的作用，今再加入地龙与蕲蛇以调节免疫功能。服药2个月，即获得怀孕的理想效果。孕后撤去地龙、蕲蛇，加入黄芩、白术、桑螵蛸、苎麻根以安胎固胎。最后足月娩出一体重4.6kg的男婴，产后母婴均安，患者非常满意。

皮肤科疾病

脂溢性秃发

陈某，男，40岁，教师，余姚市梨洲街道教辅室，2010年6月21日初诊。患者1年前参加考试后开始不断脱发，后多次在某医院皮肤科诊治，诊断为“脂溢性秃发”，服药无效，故于今日来诊。顷诊：头发稀疏，脱发局部皮肤光亮，伴腰膝酸软，夜尿较多，舌质红苔少，脉沉。辨证：肝肾不足，兼夹瘀血。治法：滋补肝肾，填精生发，佐以活血化瘀。方药：生地20g，怀山药20g，萸肉10g，丹皮10g，茯苓10g，泽泻10g，女贞子15g，旱莲草15g，桃仁10g，地龙10g，土鳖虫10g，水蛭10g，乌梢蛇12g，7剂；并外用秃发擦剂，方药：斑蝥3g，细辛3g，炙乳香5g，炙没药5g，穿山甲5g，浸于75%酒精300mL中24小时，外用擦患处。

7月1日二诊：患者诉脱发减少，腰酸好转，舌脉如前。方药：生地20g，怀山药20g，萸肉10g，玄参15g，丹皮10g，泽泻10g，茯苓10g，女贞子15g，旱莲草15g，地龙10g，乌梢蛇12g，7剂，继续外用秃发擦剂。

7月12日三诊：患者诉脱发停止，局部已有细小新发长出，精神明显好转，腰酸消失，舌质淡苔薄，脉细。继续原方出入，方药：生地20g，山萸肉10g，怀山药20g，丹皮10g，泽泻10g，茯苓10g，女贞子10g，旱莲草15g，桃仁10g，水蛭10g，乌梢蛇12g，7剂，继续外用秃发擦剂。在上方的基础上继续加减治疗3个月后，患者开始不断长出新发，直至长密，乃停服中药及外用擦剂，并嘱口服六味地黄丸以巩固疗效。

按： 发为血之余，发之生长全赖精和血，而肝藏血，肾藏精，肝肾精血相互滋生，为毛发生长必需之物质。临床上常将脂溢性秃发分为湿热熏蒸、血热风燥、肝肾不足三型，其中以肝肾不足型多见，常夹有瘀血。本案患者为脑力劳动者，因用脑过度，平素肝肾不足，故致脱发；因夹有瘀血，以致新发不易长出。故先用六味地黄丸合二至丸以滋补肝肾、填精生发，佐以活血化瘀药，并配合秃发擦剂外用取得了明显效果。在秃发擦剂中，以斑蝥为主药，盖斑蝥具有兴奋神经，刺激局部血管扩张之功，并配合乳香、没药、穿山甲外用以促进局部血液循环，细辛有渗透作用，诸药合用促使毛发再生。

论文选录

肺癌治验二则

案1 龚某，女，59岁，社员。初诊：1974年11月20日。

素体强健，嗜烟10余年，数月来渐觉消瘦神疲。半月前突然寒战高热，短气喘息，咳嗽，咳痰，痰少色黄，拖延数周以后，热势未减少，方赴县人民医院求诊。胸透发现肺下叶有块状阴影，拟诊为肺癌，未经治疗，转送至市级医院以求确诊。后经胸片、痰液等检查，诊断为右肺下叶鳞状上皮细胞癌。本欲再送往省肿瘤医院，但患者以经济拮据而来我院中医门诊治疗。顷诊：患者形体消瘦，但两目有神，发热烦渴，面色红赤，咳喘气促，肌肤灼热，右胁肋部刺痛，咳喘时尤剧，口苦干，纳食呆，尿少，黄赤，大便已四五日未下，舌质红，苔薄黄，脉数，查血常规中白细胞18×10^9/L。患者嗜烟助火，灼津成痰，日久酿为痰积，又值外邪侵袭，痰火邪毒，壅阻肺络，故发热、烦渴、咳嗽、胁肋痛；肺与大肠相表里，肺移热于大肠，则腑气闭塞，大便不下。幸正气未衰，治宜清热解毒通腑，佐以软坚散结化痰。方药：鲜白英30g，生大黄10g（后下），七叶一枝花16g，猫人参20g，羊乳20g，半边莲20g，半枝莲20g，昆布10g，海藻20g，象贝10g，当归10g，干蟾皮10g，蜈蚣2条，南沙参10g，北沙参10g，3剂，同时加用青霉素80万单位肌注。

11月23日二诊，11月26日三诊，病情均无显著变化，仍以原法进退出入。

11月29日四诊：9剂之后，汗出热退，咳痰减少，便通尿清，纳食渐增，但右胁肋部疼痛未瘥。此时邪毒受挫，肺络痰热渐清，撤去泻下之品。方药：鲜白英30g，七叶一枝花20g，猫人参20g，半边莲20g，半枝莲20g，昆布10g，海藻20g，米仁15g，干蟾皮10g，蜈蚣2条，3剂，停用青霉素。

五、六、七诊均以上方增减。

12月11日八诊：上方服12剂后，精神大振，面转红润，胃纳佳，咳嗽止，右胁肋部疼痛亦微，但尚感口渴，舌尖红。此为邪去正复，病情缓和，津液亏损之征，当以健脾生津润肺，佐以解毒。方药：太子参15g，怀山药30g，炒扁豆10g，茯苓10g，麦冬10g，芦根15g，谷芽10g，麦芽10g，南沙参10g，北沙参10g，羊乳10g，半边莲10g，半枝莲10g，干蟾皮10g，蜈蚣2条，5剂。后又以此方进退再服17剂，诸症消失，右肺下叶块状阴影较淡，无结节，停药观察。

1983年1月2日随访：患者存活已8年，体质仍健，语音响亮，能参加家务劳动，诉劳累后右胁肋部偶感隐痛，曾嘱胸透复查，未果。

按：肺为娇脏，长期吸烟最易灼津化痰，日久凝聚成积，又值邪毒侵袭，痰积邪毒相互蕴结，阻滞肺络，且腑气闭阻，邪毒更无出路，遂至热势鸱张，愈演愈烈。孙老审证求因，明辨虚实，急投白英、七叶一枝花、半边莲、半枝莲等大剂清热解毒之品以熄炉中之火，配通腑泻下之大黄取釜底抽薪之意，驱邪毒从下而出；伍用昆布、海藻、象贝散结化痰；又加当归养血润肠，沙参生津护肺，乃攻邪不忘扶正。由于药证合拍，得以首站告捷。火为阳邪，易伤阴液，八诊之时，邪毒兼解，虚象已露，孙老变法而治，转以甘寒濡润之品滋养肺胃阴液，尤其注重润养脾阴。振脾运而布津液，当属太子参、怀山药、扁豆之类，此为孙老临证之心得，同时兼投解毒抗癌之品以除邪，缓急轻重，井然有序，故再服17剂终收全功。

案2 王某，男，66岁，退休工人。初诊：1980年5月30日。

患者因发热畏寒，左胸下部疼痛，咳嗽多痰，痰中带血，呈鲜红色，于1979年11月1日去医院求诊。查血常规中白细胞为48×10^9/L，中性粒细胞89%，淋巴细胞11%；胸透示左肺中部呈大片模糊阴影。依肺炎处理，给予青霉素、链霉素等抗生素治疗。10天后复查，症状消失，血常规恢复正常，胸透示左心缘旁有条索状阴影。1980年4月23日前症又作，次日至某医院求诊，查体温38℃，左肺呼吸音减弱，左肺中部可闻及少量湿啰音，左颈部可触及活动的黄豆大小淋巴结数颗；血常规中白细胞28×10^9/L，中性粒细胞90%，淋巴细胞10%；胸透示左肺门见一直径4cm大小块状阴影，周围有不规则刺条索状及少许片状阴影；同日胸片报告为左肺癌，右上肺结核。4月29日左肺分层片提示为肺癌伴肺门淋巴结转移。5月5日痰液检查报告找见癌细胞（鳞状上皮细胞癌）。该院准备手术探查，因家属不同意而作罢。经抗生素治疗控制感染后，给予两周的环磷酰胺、长春新碱治疗。家属因西医治疗无望而停止抗癌治疗，于5月30日来本院中医门诊治疗。

顷诊：患者发热畏寒已止，面色萎黄，形瘦神疲，气短肢软，头晕乏力，咳嗽有痰，痰黏色白，食欲呆滞，夜寝欠安，舌质偏红，苔薄黄腻，脉细略数。前贤指出，“积之成也，正气不足而后邪气踞之”（《医宗必读》）。通观此症，病已日久，又曾投化疗攻伐之剂，邪毒未衰而正气已损，脾肺气虚已极，怎堪峻剂？薛生白在其医案中说，“肺为气化之源而寄养于脾者也”(《薛生白医案》)。脾土不振则金无以充养，故先予培土生金法，以冀土旺金生，邪毒自却。方药：太子参20g，怀山药30g，茯苓12g，一级银耳8g（另煎），鸡内金10g，南沙参12g，北沙参12g，象贝10g，羊乳20g，白花蛇舌草20g，半边莲20g，半枝莲20g，5剂，同时加用鲨肝醇。

6月4日二诊：药后夜寝已安，精神稍振，咳痰减少，诉下肢软乏，脉舌如前。药似对症，续进前方10剂。

6月14日三诊：病情稳定，效不更方。

6月24日四诊：咳嗽偶作，颜面微浮，胃纳增进，舌淡红，苔薄白，脉细弦。前方去银耳、鸡内金，加皮尾参、麦冬、全瓜蒌。续服10剂后，因自觉症状消失，停药观察。

1981年3月19日五诊：患者不知身患癌症，不肯定期复查。3月5日起又咳嗽咯黏痰，痰色或黄或白。3月18日午夜左胸突然疼痛甚剧而从梦中惊醒，故又来门诊。现诉左胸疼痛仍甚，固定不移，胃纳尚可，舌淡红少苔，脉细弦。前以培土生金而病情缓解，但积未全散，邪未尽去，况停药多日，邪毒留肺，肺气壅滞，日久血行不畅而致瘀，血瘀生热，暗耗津液，津亏痰阻。此症情与初诊不同，故治以化瘀逐痰、软坚散结、养阴清肺并进。方药：麦冬15g，南沙参15g，北沙参15g，玄参15g，丝瓜络10g，三棱10g，莪术10g，桃仁10g，象贝10g，款冬花10g，桔梗5g，百部10g，鱼腥草30g，延胡索10g，姜半夏10g，半边莲10g，半枝莲10g，5剂。药后症状缓解。此后前方进退又服5剂，症状完全消失，停药观察。1981年12月25日去某医院复查，胸透示：右肺上部有不规则斑条状阴影，左肺门阴影稍浓，未见块影。建议拍片检查，但患者以症状消失而未摄片。

1982年3月患者略觉胸痛隐隐及咳嗽，服上述基本方5剂，诸恙消失。

1982年12月31日随访：患者情况良好，无自觉症状，能从事家务及参加轻微劳动。

按：此案治疗可分为两个阶段，前阶段以扶正为主，后阶段以攻逐为主，似与临床通用的肿瘤初期宜攻，后期宜补不同，但细细辨来，却未离经旨。肿瘤本为本虚标实之证，发现之时多属晚期，且本案患者半年之内大病两次，皆因脾肺气虚又加外感引动肺内伏毒所致，若再经化疗攻伐，可使正气更虚。若此时不顾病情，死守攻伐之说，何异于抱薪救火，后果不堪。故孙老从脾治肺，以怀山、茯苓健脾益气而生金；银耳、太子参、沙参滋养脾阴以润肺；象贝、鸡内金散结化痰，鸡内金又有开胃之功；再配羊乳、半边莲、半枝莲、白花蛇舌草清热解毒以抗癌。治疗既辨证又辨病，诸药合用，则金得土生，邪毒渐却，病势顿挫，步入坦途。至第二阶段，虽机体正气渐充，但局部痰瘀聚积未散，邪毒偏胜，如若一补到底，反有助邪之虞。“结者散之”，遂转投化瘀逐痰、软坚散结、养阴清肺之剂，加入三棱、莪术、桃仁破积逐瘀之品，鱼腥草、款冬花、丝瓜络清肺化痰通络之属，再次奏效。前后二方皆治本不忘其标，治标不忘其本，补不忘攻，攻不忌补，攻补结合，相得益彰，其中真谛，大可玩味。

癌症究属痼疾，治疗十分棘手，此二例治验仅属探究之列，借以抛砖引玉，求教于同道。

——本文摘自：陆卫东．浙江中医学院中医专业83届本科毕业论文选集，1983.

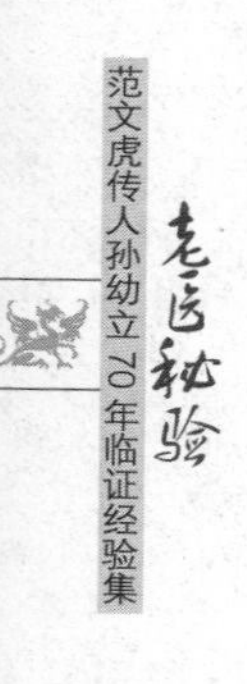

从逆流挽舟法谈人参败毒散在外感病中的应用

人参败毒散，又称活人败毒散，首见于宋·钱乙的《小儿药证直诀》，用于治疗虚证外感。明·喻昌以此方治疗噤口痢及痢疾初起兼有表证者，创制逆流挽舟法。孙老在治疗外感病中亦善用此方，并有独到的经验，现结合个人在临床中的一些体会，介绍如下：

一、理法概要

喻昌创制逆流挽舟法并将其应用于痢疾初起兼表证及噤口痢者，乃是认为上诸疾病的病因病机为暑湿热三邪由表传里，邪毒互结，下陷于肠则成痢，浊气上逆则口噤。喻昌认为，人参败毒散能升发少阳之气，引其邪而出之于外，具有逆挽之力，使邪从外入者仍从外出，由里出表，如逆水之中挽舟上行，则可得汗而表解痢愈。孙老从喻氏此法中得到启发，认为喻氏所设逆挽之法，究其病机可用“正虚邪陷”四字概括，其实质为扶正祛邪，而在外感病中，正虚邪陷之证亦常见到。人参败毒散原本为虚证外感的首选之剂，盖因其能扶正祛邪，逆流挽舟。对正虚邪陷之证，前人虽有提及，但多语焉不详，惟喻昌在其《寓意草》一书中提到：“盖人受外感之邪，必先发汗以驱之，其发汗时，惟元气大旺者，外邪始乘药势而出；若元气素弱之人，药虽外行，气从中馁，轻者半出不出，流连为困，重者随元气缩入，发热无休，去生远矣。”这番话虽未明言为正虚邪陷之证，却实指此而言。

禀赋不足或年高元虚之人，卫外功能薄弱，六淫邪毒，其势凶猛，侵袭肌表，可使正气不支，元气缩入，无力拒邪于表或御邪于外，致邪随元气陷于半表半里之间，使胸阳难达而不能布阳于四肢百骸，精气被遏而难以显露于五官九窍，即可出现以“失神”为主要表现的外感逆候。“神”是五脏六腑精气在体表的显露，能反映正气的盛衰，疾病的轻重，故《素问·移精变气论》说：“得神者昌，失神者亡。”神之失者，有精气被遏与精气衰竭之不同。后者在脉象和舌苔上常有明显逆象。外感病多遇前者，治疗上亦较后者为易。精气被遏临床上常表现为恶寒发热，有汗或无汗，体楚，脉浮无力或虚数等表证；同时伴有面色晦滞或灰白无华，垂头懒言，目神呆滞，表情迟钝，倦怠乏力，不思饮食等；或自觉症状明显而体征（如体温、脉象、舌苔）却与之不相称等的邪毒内陷，证情不顺之象。在这种情况下，孙老常仿喻氏此法，用人参败毒散扶正祛邪，托毒外出。

人参败毒散原系益气解表方之一，本用于气虚之人复感风寒湿邪，邪郁于表，腠理闭塞，症见寒热无汗，头痛体楚，胸闷痞满等失神之象不甚明显。故前人每用此方，多以解表为先，以羌独为君，人参仅以辅佐，且参之用量，同方中其他药等分。余认为此仅适用于气虚兼表之轻者、势之缓者，却难以胜任以失神为主要表现的正虚邪陷之证，若要力挽狂澜，托毒外出，必须以参为君，重用、大用人参，无须顾虑恋邪之弊。盖振元气，鼓胸阳，拨乱反正，非人参莫属。喻昌在《医门法律·痢疾门》中曾说：“活人此方，全不因病痢而出，但昌所为逆挽之法，推重此方，盖借人参之大力，而后能逆挽耳。”孙老颇为赞赏喻氏此言。本方逆挽之力，除借助人参外，当推臣药柴胡。柴胡辛凉，善走少阳，既能解表散热，又可升陷达邪，领邪外出，与人参相使，前领后托，自可鼓邪而出或达邪于表。前人亦曰，“柴胡主治，止有二层，一为邪实，则为外邪之在半表半里者，引而出之，使达于表而外邪自发，一为正虚，则为清气之陷于阴分者，举而升之，使返其宅，胃中气自振”（《本草正义》）。用柴胡于此可谓相得益彰。川芎为血中之气药，其性辛窜。参柴前领后托，川芎从中助之，三力合一，则内陷之邪，焉能不出？被遏之神，焉能不复？羌独二活，辛温走窜，发表散邪；前胡、枳壳化痰降气；茯苓、甘草健脾益气以解后顾之忧；桔梗为舟楫之药，除助前、枳利气化痰外，还可载诸药上行，以开胸阳；诸药合用，共奏扶正举陷、解表散邪之功。此即张介宾所谓“托散”之意：“盖邪浅者，逐之于藩篱，散在皮毛也；渐深者，逐之于户牖，散在筋骨也；深入者，逐之于堂室，散在脏腑也。故浅而实者，宜直，直散者，直逐之无难也；虚而深者，宜托散，托散者，但强其主而邪无不散也。”

二、临床应用

孙老在治疗外感病中，以正虚邪陷为病机总则，神气被遏为辨证要点，逆流挽舟为治疗法则，人参败毒散为治疗方剂，灵活达变，取效神速，以下几例可见一斑。

案1 朱某，44岁，男，农民。1982年11月26日初诊。恶寒发热5天，汗出不解，骨节酸楚，头晕乏力．语声低微，患者身裹棉衣，面色晦滞无华，神情萎靡，目光呆滞，2日不食，舌淡红苔薄白，脉浮细无力。体温37.6℃，血常规中白细胞 5.7×10^{9}/L，中性粒细胞20%，淋巴细胞80%。辨证：风寒郁表，邪盛正虚，内陷于里，精气被遏。治当逆流挽舟、匡正达邪。方药：红参6g（另煎），柴胡6g，川芎9g，羌活6g，独活6g，前胡6g，枳壳9g，桔梗3g，茯苓10g，清甘草5g，板蓝根30g，大青叶30g，2剂。

11月28日二诊：药后得畅汗，寒热渐解，面转红润，精神、胃纳均改善，仍感体楚，神疲乏力，眼睑苍白，舌苔薄白，脉细。体温36.6℃，血常规中白细胞5.8×10^9/L，中性粒细胞42%，淋巴细胞65%，酸性细胞2%。原方去红参易党参15g，去大青叶、板蓝根，加当归10g，炙黄芪30g，2剂。

11月30日三诊：药后热退身凉，两目有神，食知其味，脉濡。血常规中白细胞6.2×10^9/L，中性粒细胞72%，淋巴细胞28%。邪毒已去，正虚待复，拟八珍汤3剂调理善后。

按：虚人风寒之证，常易内陷。本例初诊时，神气被遏，逆象危重，邪毒鸱张，急投红参扶正托毒，又加板蓝根、大青叶以解毒。复诊时元气已复，神遏已解，邪归于表，证情缓和，故以党参易红参；又因患者气虚日久，并见血虚，故增入当归、黄芪。前贤亦有言曰："夫补者，所以补中，何以亦能解表？盖阳虚者即气虚也，气虚于中，安能达表，非补其气，肌能解乎？"意在强调邪陷之际，补气的重要性。

案2　毛某，男，28岁，农民。1982年11月29日初诊。恶寒发热，咳嗽偶作，晚间汗出淋漓，内衣尽湿，项背酸楚，目呆口干，头晕无力，面色灰白，不欲饮食，舌淡红苔薄白，脉濡缓无力。辨证：太阳中风，腠理疏松，阳虚不固，邪毒内陷。治当逆挽。方药：党参30g，柴胡6g，川芎6g，羌活6g，独活6g，前胡6g，枳壳10g，桔梗3g，茯苓10g，清甘草3g，

3剂。

药后盗汗止，寒热消退，精神复振，中间上山砍柴，无暇复诊，10日后转为少阳证，投小柴胡汤数剂而愈。

按：盗汗为阴虚，自汗为阳虚，此其常也，临证之中，未尽如此。本案乃正虚邪陷，元气缩入，阳加于阴，迫津而出。故用本方托毒升陷，邪毒达表则盗汗自愈。

案3 秦某，25岁，男，农民。1982年11月20日初诊。昨日不慎跌入河中，当时仅觉头晕及足后跟酸痛。今日中午酒后先呕吐1次，旋即畏寒战栗，胸闷气促难平，疲乏无力，足跟酸痛亦增剧，急送来院。全身战抖，紧裹棉被，面色红赤。结膜充血，语声低微，呼吸急促，不时咬牙，格格有声，舌红绛少苔，脉浮滑数。体温35.6℃，血压136/62 mmHg。辨证：寒邪束表，卫阳郁闭，元气寒弱，内陷于里。急拟人参败毒散扶正散寒，败毒逆挽。方药：党参30g，柴胡6g，川芎6g，羌活5g，独活6g，前胡6g，枳壳10g，桔梗5g，茯苓10g，姜半夏10g，黄芩10g，全瓜蒌15g。

投药1剂，夜得扬汗，诸恙若失。

按：本例受寒邪侵袭，邪势急骤凶猛，正虚难支，面舌红赤乃酒后之假象。邪陷于里则未发热，寒束于表则恶寒甚，正与仲景太阳伤寒脉证相符：太阳病，或已发热，或未发热，必恶寒，体痛，呕逆，脉阴阳俱紧者，名为伤寒。惟本案受邪深重，失神难复，病势急骤，较上条更为严重，但方证合拍，1剂而收全功。

案4 赵某，68岁，女，农民。1981年1月20日初诊。

素有慢性支气管炎，1年前曾急性发作，服人参败毒散而瘥。现症见：恶寒发热半月，以午后为甚，咳多痰少，色白黏，气喘难续，面容苍白，目呆头垂，语声低微，精神不振，粒米未进已数日，舌淡红苔薄白，脉濡无力。辨证：正虚邪陷客气上逆。治当逆挽平喘。方药：党参30g，柴胡6g，川芎6g，羌活6g，独活6g，前胡12g，枳壳12g，桔梗5g，茯苓10g，姜半夏10g，竹沥油30mL（分冲）。

药进5剂，寒热解，咳平喘停，精神渐复，胃纳亦振，疾病维持1年未犯。

按：本例患有慢性支气管炎多年，屡治屡发，盖年迈元虚，正气不足，故外邪袭肺，即见逆象。方中参、柴托邪出表，前、枳、桔化痰降气平喘，羌、独辛散表邪，川芎养血，加入半夏、竹沥油化痰健脾。诸药合用，使正气振而客气平，咳痰随之减轻。药服5剂，又得1年之安。收效之佳，殊非始料所及。

案5 张某，35岁，男，工人。1982年12月20日初诊。发热寒战3天，咳喘少痰，曾给予抗生素，热势未解，依然剧烈寒战，日达二三次，每次约半小时缓解。现症见：面如死灰，目呆无神，神情萎靡，腰酸乏力，行路摇摇欲倒，不能自支，语声低微，口渴喜饮，纳食不进，舌淡红苔薄白根略黄，脉细数。体温38.4℃，血常规中白细胞21×10^9/L，中性粒细胞84%，淋巴细胞16%。辨证：风温犯肺，邪毒内陷。治法：以逆挽为要。方药：红参5g（另煎），党参30g，柴胡10g，川芎10g，羌活6g，独活6g，前胡10g，枳壳10g，桔梗5g，茯苓12g，1剂。

12月21日二诊：药后微汗出，寒战除，晨测体温36.8℃，夜寐转安，面色转红，精神稍振，咳引两胁疼痛，口干引饮，苔薄根灰腻，脉数。血常规中白细胞 18×10^9/L，中性粒细胞 82%，淋巴细胞 18%。逆象已挽，温邪灼津伤络，改拟清解之品清肺涤痰，10 数剂渐愈。

按：此例为风温初起，但邪陷入里，正气抗争无力，脏腑精气被遏，亦属逆证。本方性偏温燥，用于温热之证，实属权宜之计，故方药中病即止，意在速决。1 剂之后，逆象转顺，即改用常法治之。本案说明热证在必要时并不回避暂时选用偏温之剂。

三、体会

1. 从上述病例中，可以看出本方具有逆挽之力，在外感病中有着广泛的应用范围。凡属外感疾病，不论伤寒温病、风寒风热、有汗无汗，但见恶寒发热之表证，同时伴有神情萎靡、头垂无力、目光呆钝、面容晦滞、脉虚软等失神之候，均可选用。其中面色晦滞，目光呆钝，垂头懒语为三大特征。当然，本方更适宜于外感伤寒之证，盖其方中药性偏温之故。

2. 日本人渡边熙说："汉药之秘，不可告人者，即在药量。"运用本方治疗正虚邪陷之证时，人参必须重用，孙老在此之用量，常重于原方人参剂量的数倍。如党参用至 30g，若证情危重，可用红参 3 至 6g。清 · 王清任亦谓："药味要紧，分量更要紧。"可见药量之重要。本方由于具有逆流挽舟之力，在失神逆象应用时，当以扶正托毒为目的，多暂时运用，一旦邪毒达表，证情转顺，即当重新辨证，另选他法。故每诊处方宜少不宜多，切不可见逆挽得手，便"效不更方"，以免贻误病情，转生他变。

3. 人参败毒散本用于益气解表，喻氏以本方治痢，创逆流挽舟之先河，使之成为治痢名方，今孙老又将此方运用于外感失神之证，古方新用，取得较好的疗效，扩大了本方的应用范围，实补前人之未逮。

——本文摘自：陆卫东 . 浙江中医学院中医学业 83 届本科毕业论文选集，1983.

催产饮治疗过期妊娠107例疗效观察

近年来我们用自拟“催产饮”治疗过期妊娠107例，效果满意，且无任何并发症，今介绍如下。

一、一般资料

年龄23～30岁，其中23～25岁32例，26～30岁75例。体形消瘦型89例，肥胖型3例，中间型15例。脉象濡滑者91例，弦滑者9例，细数者7例。舌苔薄白者54例，淡白者25例，淡白腻者20例，舌质偏红舌苔中剥者8例。除4例外都是初产妇。治疗前均经妇产科确诊，产科其他各项指标无异常。

二、治疗方法

催产饮方：党参12g，炒白术10g，当归10g，川芎10g，生黄芪15g，川牛膝15g，丹参10g，桑寄生15g，桃仁6g，红花6g，川断12g，制香附10g，3剂为1个疗程。畏寒肢凉、尿清者加吴萸、肉桂，性情急躁、喜怒无常、面赤畏热者加枸杞子、白芍，体肥多痰多湿、舌苔淡白腻者加茯苓、陈皮。

三、观察方法

1976年以前的50例，确诊为过期妊娠后即予催产饮3剂。为进一步观察催产饮的疗效，我们将1977年后，57例确诊为过期妊娠者随机分为2组；催产饮组29例，仍依原法给予催产饮3剂；对照组28例暂不服药，观察7天，如7天内仍不能自然娩出者，才给予催产饮3剂。在7天的观察时间内，对照组28例无一自然娩出。

四、治疗效果

107例过期妊娠者于服完催产饮3剂后的2～3天内胎儿全部从阴道娩出，产后出血少，无其他并发症，无新生儿死亡。我们对1977年以后的57例进行随访，幼儿智力均正常，但体形消瘦的有44例，其中有15例营养欠佳。

五、讨论与体会

过期妊娠属于中医“难产”范畴。中医十分重视体质与疾病的关系，认识到产妇体质是妇产科疾病发生、发展和治疗的物质基础。张景岳说:“若形气本实，则始终皆可治标；若形气原虚，则开始便当顾本。”本文107名过期妊娠者中消瘦型产妇占83.1%。胎孕非气不生，非血不荫。这类产妇在妊娠过程中不断消耗气血津液，加重了原已不足的脏腑虚损程度，先出现脾气虚弱，继则肝肾虚损、脾肝肾皆虚，势必影响胎胞的营养发育，故消瘦型产妇易得过期妊娠。

治疗过期妊娠的原则是尽快结束妊娠，其基本精神是掌握一个“通”字。通字的含义，不能单纯理解为只是“通里攻下”。高士宗在《医学真传》中说:“通指之法，各有不同，调气以和血，调血以和气，通也…… 虚者助之使通，寒者温之使通，无非通之之法也。”催产饮就是根据“通”字的指导思想而制定。全方共12味，方中党参、白术、黄芪大补元气；当归、川芎、丹参养血补血；桃仁、红花、香附行气活血，诱发子宫阵发性收缩；川断、桑寄生补益肝肾；川牛膝引药下行。全方具有养肝肾、补气血、行气化瘀、催胎下行的作用，故服后能早日结束妊娠，从而达到“通”之目的。

——本文摘自：孙幼立．中国中西医结合杂志，1986，6（8）：464-465.

产后无忧散防治产后自汗及恶露44例疗效观察

为防治产妇产后自汗及恶露不绝，故用产后无忧散作预防性治疗44例，并以40例未服药产妇作为对照组进行观察。

一、临床资料

观察组44例患者年龄在22～27岁，均为初产妇，顺产，无产后异常出血及其他并发症。84例患者中，舌苔薄白者34例，淡白腻者10例，淡白者28例，淡红者12例；脉濡数者56例，细数者22例，弦数者6例。

二、治疗方法

方药组成：生黄芪30g，防风8g，白术12g，当归10g，赤芍10g，川芎5g，生地10g，浮小麦30g，五味子5g，乌贼骨10g。1日1剂，3剂为1疗程。鉴于产妇均于分娩48小时后开始出汗，故观察组44例患者在产后第3天开始服药，共服3剂。对照组不服药。

三、结果

共服药1个疗程。自汗全部消失时间：观察组最短者为产后第4天，共22例，最长者为产后第6天，共5例；对照组最短者为产后第10天，共12例，最长者为产后第31天，共5例。恶露全部消失时间：观察组最短者为产后第7天，共24例，最长者为产后第13天，共4例；对照组最短者为产后第11天，共3例，最长者为产后第38天，共3例。

四、体会

初产过程中因过度用力及出血而耗气损血，以致卫气不固，腠理不密，而见自汗；气虚失其统摄，加之瘀血浊液未尽，则致恶露缠绵不绝，故在产后第3天即服用产后无忧散治疗。该方系益气固表名方玉屏风散合调气补血活血的四物汤，并加乌贼骨以增强止血之功，加浮小麦、五味子甘酸敛汗。全方具有益气、补血、活血、固表敛汗之效，故服药3剂，即能达到防治产后自汗及恶露不绝的目的。

——本文摘自:孙幼立.中国中西医结合杂志,1988,8（6）.

中医治疗产后尿潴留68例疗效观察

我们对1983～1990年间的68例产后尿潴留患者用中医辨证分型治疗，作为观察组；另选40例尿潴留患者用西医常规治疗，作为对照组。现将两组进行比较观察，结果显示观察组疗效满意。现介绍如下。

一、临床资料

凡产后12小时内尿液积留膀胱不能自行排尿，并排除器质性疾病引起者，即可做出诊断。根据初诊先后随机分为观察组及对照组。观察组分为两型：气虚型，症见头晕腿软，排尿无力，下腹轻度胀感，面色苍白，精神萎靡，言语无力，舌苔淡白，脉象濡细，共65例；气滞型：症见膀胱作胀，小便全闭，尿色黄赤，精神抑郁，两胁胀满，烦闷不安，脉弦或濡弦，舌苔白腻，共3例。

观察组中初产妇60例，经产妇8例；年龄22～25岁者55例，25～32岁者13例。对照组中初产妇35例，经产妇5例；年龄23～25岁者31例，25～32岁者9例。两组一般情况相近，有可比性。

二、治疗方法

观察组65例气虚型患者用补气升陷法。方药：太子参15g，炒白术10g，当归10g，生黄芪40g，炒枳壳30g，升麻6g，柴胡6g，陈皮6g，炙甘草5g，生姜5g，红枣20g，服3剂。3例气滞型患者用理气行滞利尿法。方药：木通 8g，甘草梢 6g，滑石 30g（包煎），冬葵子 10g，炒枳壳 5g，槟榔 8g，车前子 10g，萹蓄 10g，猪苓 10g，服 3 剂。上述两型服药后，小便虽通仍未达到理想者，可加服 2 剂。

对照组治疗：留置导尿管；新斯的明 0.5mg，每日 2 次，肌肉注射，共 3 天，如小便未能通畅者，可再注射 2 天。

三、结果

疗效标准：治疗后 5 天内小便通畅者为治愈，否则为无效。

结果：观察组 68 例，全部治愈，治愈率为 100%，其中 48 小时内治愈者占 85%；对照组 40 例，治愈 32 例，治愈率为 80%。经统计学处理，$p<0.01$，两组治愈率有显著性差异。

四、体会

产后尿潴留为产妇常见病。产程中往往因劳累伤气，或失血过多，气随血耗，或因临产时膀胱胀滞，娩出胎儿时产道受压，造成膀胱内压力过高，影响膀胱功能，皆致气虚不能通调水道，以致自行排尿困难；亦有少数患者因平时情绪不遂，肝气郁结，肝郁气滞，清浊升降失调，导致小便不畅。根据不同的病因病机及临床表现，给予分型施治，分别采用补气升陷法及理气行滞利水法。由于证治相符，故临床取得了满意的疗效。

——本文摘自：孙幼立，王英莉，柳建英．中国中西医结合杂志，1992，12（6）：315-316.

24 例伤寒误漏诊

伤寒病临床表现常不典型，极易误诊或漏诊。5 年来，我们陆续收治伤寒患者 233 例，其中误诊 21 例，漏诊 3 例，误漏诊率为 10.3%。

一、误诊为急性黄疸型肝炎

本组病例 10 例，因患者患有上腹胀伴厌食、恶心、尿黄及肝轻度肿大而误诊为急性黄疸型肝炎。给予保肝治疗后，胃肠道症状好转，但体温不退。后经肥达试验，“O”为 1/320，“H”为 1/640，停用保肝药改治疗伤寒而愈。

如：应某，男，24 岁。因低热 6 天，厌食、恶心、右上腹轻中度胀痛而来门诊数次。初步诊断为急性黄疸型肝炎。经治疗后查血白细胞总数及分类正常，黄疸指数正常，胃肠道症状减轻，但体温下午上升至 38℃，胸腹部有少许玫瑰疹出现，经肥达试验，“O”为 1/160，“H”为 1/320，诊为伤寒。误诊时间长达 32 天，确诊后改用抗生素联合中药治疗半月而愈。

二、误诊为病毒性感染

本组病例 6 例，均有发热在 10 天以上，下午体温升高，次晨下降或退净，伴头痛、全身疼痛的症状，血白细胞总数、分类均正常，经抗病毒治疗无效，后做肥达试验而确诊。本组最长误诊时间为 32 天，最短为 22 天，平均 27 天。

如：黄某，女，21 岁。1990 年 10 月始持续 12 天出现下午寒战发热，夜间盗汗，至次晨热退，伴头晕、头痛、全身酸痛、口干思饮，但早中餐食欲良好，并能步行1500m前来门诊而不感乏力。血常规检验正常。经抗病毒治疗10天后体温未能完全控制。经肥达试验，“O”为1/320，“H”为1/640，确诊为伤寒，改用中药加服氯霉素治疗而愈。

三、误诊为急性胆囊炎

本组病例5例。因发热、右上腹疼痛、背板、恶心，B超提示胆囊壁毛糙而误诊为急性胆囊炎。经抗生素治疗后热退，症状基本消失，但停药后又再度发热，胆区隐痛，后进一步作肥达试验，“O”为1/320，“H”为1/640才明确诊断，按伤寒正规治疗而愈。

如：戚某，男，21岁，因右上腹部疼痛，背部反射性疼痛，恶心，伴发热5天而就诊。患者体温37℃，B超提示胆囊壁毛糙，余无特殊，查血白细胞总数8×10^9/L，中性60%，淋巴40%，诊断为急性胆囊炎。经庆大霉素静脉滴注7天后，热退，胃肠症状减轻，背部酸痛消失。停药观察3天，下午体温又逐渐上升至38℃，肝肋下1.5cm，质软，压痛，肥达试验，“O”为1/640，“H”为1/320，诊断为伤寒，改服氯霉素加服中药后痊愈。

四、支气管感染合并伤寒漏诊

本组病例3例。患者多同时患有支气管感染及伤寒，按支气管感染治疗，呼吸道症状消失，但发热起伏不定，胸片提示支气管感染已控制，后发现患者有伤寒患者接触史，再作肥达试验，“O”≥1/80，“H”≥1/160，均为阳性。确诊后，予伤寒正规治疗而愈。本组漏诊最长者45天，最短者为30天，平均38天。

如：宋某，男，35岁，因寒战发热，胸痛，咳嗽，气急7天就诊。查体温38℃，胸片提示支气管感染。予抗生素治疗15天，呼吸道症状基本消失，胸片复查明显好转，但发热仍起伏不定，并伴有轻度肠道症状。后经调查，有伤寒患者接触史，再经肥达试验确诊为伤寒，给口服氟哌酸20天，加服中药后愈。

五、讨论

近年来，伤寒在个别地区散发流行，发病时间不限于夏秋季节。其临床症状很不典型，很少见呈梯状-稽留-弛张热型，无相对缓脉，玫瑰疹少见，中毒症状亦较少见，故在临床上容易误诊和漏诊。因此，凡发热在5天以上持续不退，无其他原因可查者，应高度警惕，及时做血培养、肥达试验，以求早期诊断；并相应地采取治疗和预防措施，防止因误诊、漏诊的发生而引发流行。

——本文摘自：郑惠素，孙幼立.上海预防医学杂志，1994，6（7）：47-48.

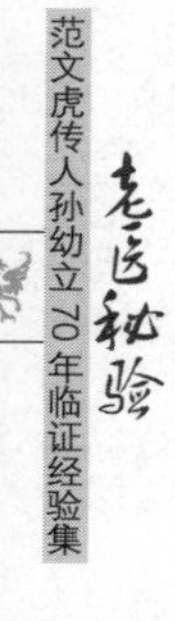

中西医结合治疗隐匿性肾炎单纯血尿40例疗效观察

隐匿性肾炎单纯血尿是临床较为常见的原发性肾小球疾病。选取隐匿性肾炎单纯血尿患者68例，其中用中西医结合的方法治疗40例，疗效较好，现报告如下。

一、临床资料

所有病例均符合：①反复发作性肉眼血尿和（或）持续性镜下血尿；②尿红细胞显微镜检查见畸形红细胞>80%；③不伴蛋白尿或轻度蛋白尿（尿蛋白<50mL/L）；④无高血压、水肿、肾功能减退；⑤根据临床和实验室检查，确切排除急性感染性肾小球肾炎、紫癜性肾炎、狼疮性肾炎、感染性心内膜炎、遗传性肾炎等疾病。

68例患者随机分为治疗组和对照组。治疗组40例中：男17例，女23例；年龄6～51岁，平均26.7岁；病史最长12年，最短60天，平均2年3个月；持续性镜下血尿31例，反复发作肉眼血尿9例；经肾穿活检者8例，病理诊断为IgA肾病者6例，非IgA系膜增生性肾炎者1例，局灶节段性肾炎者1例；中医分型阴虚火旺、毒热入血者34例，气阴两虚、毒热入血者6例。对照组28例中：男12例，女16例；年龄8～61岁，平均28.5岁；病史最长11年，最短50天，平均2年1个月；持续性镜下血尿22例，反复发作性肉眼血尿6例；经肾穿活检者2例，病理诊断为IgA肾病者2例。中医分型阴虚火旺、毒热入血者25例，气阴两虚、毒热入血者3例。两组在性别、病程、病情等方面无显著性差异（$P>0.05$），具有可比性。

二、治疗方法

两组均按以下方法辨证施治：①阴虚火旺、毒热入血型，予知柏地黄汤加水牛角、玳瑁、丹参、川芎、三七粉；②气阴两虚、毒热入血型，予生脉饮合六味地黄汤加水牛角、玳瑁、丹参、川芎、三七粉。每日1剂，水煎，分2次服。治疗组加服阿莫西林胶囊，每次0.25～0.5g，每日3次；双嘧达莫每次25～50mg，每日3次。3个月为1个疗程。

三、疗效标准

完全缓解：离心尿镜检红细胞完全消失。显效：离心尿镜检红细胞<3个/HP。有效：离心尿镜检红细胞少许，或较治疗前减少50%。无效：离心尿镜检红细胞减少不明显或反增加者。

四、治疗结果

两组临床疗效（见表1）。

表1　两组临床疗效比较（例）

样本（例）	完全缓解（例）	显效（例）	有效（例）	无效（例）	总有效率（%）
治疗组40	24	8	4	4	90
对照组28	5	6	6	11	60.7

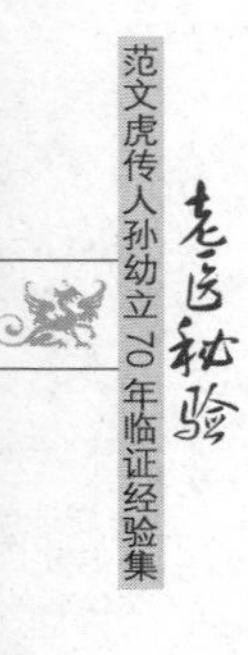

五、病案举例

汤某，男，15岁，1998年11月9日初诊。患者3年前发现尿色偏红，尿常规检查示：红细胞（++++），尿蛋白（+）。住院行肾脏穿刺活检，诊断为IgA肾病，治疗3个月无明显效果。以后间断在多家医院用西药或中药治疗3年，但血尿持续不退，尿常规中红细胞+～+++，尿蛋白（–），遂来就诊。顷诊：面色不华，手足心热，咽充血明显，尿黄，舌质红，苔薄黄，脉细数；尿常规中红细胞（+++），尿蛋白（–）。辨证：阴虚火旺、毒热入血。治法：滋阴降火，清热解毒化瘀。予知柏地黄汤加减：知母8g，黄柏5g，生地黄12g，牡丹皮6g，怀山药6g，泽泻8g，山茱萸6g，茯苓6g，水牛角20g，玳瑁8g，丹参12g，川芎6g，三七粉5g，水煎服，每日1剂，共14剂。联合阿莫西林胶囊，每次0.25g，每日3次；双嘧达莫，每次25mg，每日3次，共14天。

11月26日二诊：患者手足心热渐退，尿色仍黄，舌质已不红，咽充血消退；尿常规中红细胞（++++），尿蛋白（–）。原方去川芎，三七粉改为3g，玳瑁改为6g，继服20剂。继续服用西药。1个月后查尿常规中红细胞少许。原方及西药继续服用3个月，复查尿常规中红细胞完全消失。为巩固疗效，再继续服用上述中药3个月。期间一度因扁桃体炎而使尿常规中红细胞又上升至（++），复加阿莫西林，每次0.25g，每日3次，双嘧达莫每次25mg，每日3次，10天后镜下血尿完全消失，即停服西药。半年后改服知柏地黄丸，每次3g，每日3次，共1年，随访2年，尿常规正常。

六、讨论

隐匿性肾炎单纯血尿，又称无症状性肾小球血尿，属中医学“溺血”范畴。笔者认为本病的病机为肾水不足，肾火偏旺，又因外感毒邪内侵入血，导致血热妄行，下注膀胱。本病缠绵，易反复发作，病久亦可导致气阴两虚。故本病可分为阴虚火旺、气阴两虚两型。前者用知柏地黄汤，后者用生脉地黄汤，加入水牛角、玳瑁清热解毒凉血；根据“阴虚血必滞”的理论，再加入川芎、丹参、三七粉活血化瘀行滞，共同合成主方。全方不用任何止血药而达到消除血尿的目的。隐匿性肾炎单纯血尿的主要病理类型是IgA肾病。有人认为控制感染，去除感染灶对减少IgA系膜区沉积和肾小球损害可能有益，故加用阿莫西林以控制感染，另加用双嘧达莫以改善微循环。临床上中西药合用，发挥各自的优势，共同取得消除血尿的良好疗效。

——本文摘自：孙幼立，王行．山东中医杂志，2002，21（3）：166-167.

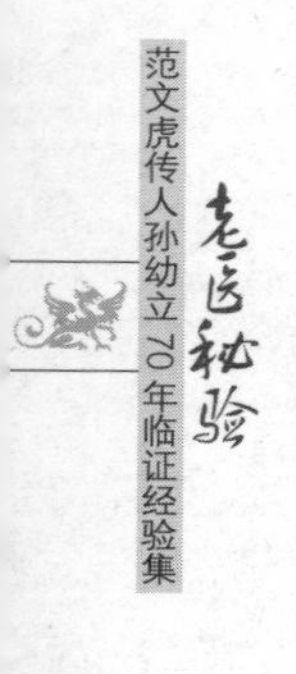

中西医结合治疗慢性肾炎普通型58例疗效观察

慢性肾小球肾炎简称慢性肾炎，是各种病因引起的不同病理类型的原发性肾小球疾病。笔者用中西医结合和单纯西医治疗慢性肾炎普通型，并进行疗效观察。

一、资料与方法

1. 临床资料

所有病例均来自门诊，病程在1年以上，最长20余年，都符合慢性肾炎普通型的诊断标准。选取88例病例，并随机分为治疗组和对照组。治疗组58例：男30例，女28例；年龄4～70岁，平均32岁；有反复水肿者26例，无水肿者32例；有轻度高血压者（血压<149/94mmHg）8例。对照组30例：男16例，女14例；年龄5～68岁，平均30岁；有反复水肿者12例，无水肿者18例；有轻度高血压者5例。两组资料比较无统计学差异（$P>0.05$），具有可比性。

2. 诊断标准

有慢性肾炎的典型临床表现，无肾病综合征表现；病程在1年以上；病情相对稳定，多表现为轻度水肿或无水肿，偶有轻度高血压，肾功能减退不明显，尿蛋白+～+++，24小时尿蛋白定量小于3.0g，离心尿红细胞3～5个或大于10个/高倍镜视野；可排除慢性肾盂肾炎、慢性肾间质肾炎、狼疮性肾炎、紫癜性肾炎等肾脏疾病。

3. 治疗方法

治疗组和对照组均予常规西药双嘧达莫、昆明山海棠、消炎痛片口服治疗，并针对不同患者的具体病情限制食物中蛋白和磷的摄入量，避免有害肾脏的一些不良因素。治疗组在采用上述治疗的同时加服中药分型辨证治疗。

脾肾阳虚型：表现为面色少华，腰酸乏力，畏寒或不畏寒，或有轻度水肿，舌苔白，脉沉细。湿困脾虚型：表现为面有滞气，脘腹满闷，偶有水肿，腿软，舌苔白腻，脉濡。前者选用黄芪合剂加减治疗，基本药物有黄芪、太子参、六一散、制大黄、丹参、川芎、茯苓、杜仲、怀山药、莲须、米仁、芡实等。方中黄芪采取逐步加量的方法，从30g起加用至120g；制大黄、六一散均小剂量使用，一般在3～10g之间，服药3个月后去之；可加菟丝子、淫羊藿等以补肾固肾；若有血尿者可用白茅根、石韦、小蓟等以凉血止血；下焦湿热重者可加瞿麦、车前子、蒲公英、白花蛇舌草等以清热解毒。后者选用藿朴夏苓汤加减，基本药物有藿香、淡豆豉、米仁、茯苓、半夏、猪苓、泽泻、厚朴、白豆蔻等。若见阴虚气弱者可加黄芪、太子参等以补气健脾；阳虚膀胱气化不利者可加桂枝、泽泻以通阳利水；如脾虚，症见便溏、舌苔厚腻者可加用炒白术、苍术、砂仁等以醒脾燥湿。

治疗期间每周复查尿常规1次。

二、结果

1. 疗效标准

完全缓解：连续检查10次，尿蛋白阴性，临床症状消失。显效：尿蛋白较治疗前显著减少，一般在+～～++之间，可以参加轻便工作。有效：尿蛋白较治疗前减少，平时尿蛋白波动在+～++之间，可以参加轻便工作。无效：治疗前后尿蛋白无改变或加重。

2. 治疗效果

治疗组58例，完全缓解22例（37.97%），显效15例，（25.86%），有效8例（13.79%），无效13例（22.41%）。对照组完全缓解0例，显效8例（26.67%），有效2例（6.67%），无效20例（66.67%）。两组显效率和总有效率比较，差异有高度显著性（$P<0.01$）。

三、病案举例

宋某，女，34岁，1997年6月20日初诊。患者2年前出现泡沫尿，轻度浮肿，纳少乏力，外院肾穿刺提示膜性肾病Ⅱ期，用激素及中药治疗疗效不明显，故来就诊。顷诊：面目虚浮，纳少乏力，畏寒肢冷，精神萎靡，腰膝酸软，脉沉细，舌苔薄白腻；查24小时尿蛋白定量为2.5g，尿中红细胞（–），血压130/80mmHg，肾功能正常。辨证：脾肾阳虚型。方药：生黄芪60g，太子参15g，炒白术12g，猪苓5g，茯苓5g，米仁30g，怀山药20g，丹参20g，川芎10g，玉米须10g，制大黄5g，六一散（包）10g；同时给予消炎痛片25mg，每日3次，双嘧达莫片50mg，每日3次，昆明山海棠片1.5mg，每日3次。治疗1个月后，患者食纳渐佳，浮肿消退，精神好转，复查24小时尿蛋白定量为0.6g。守方续服2个月，复查24小时尿蛋白定量为0.4g。9月28日再查24小时尿蛋白定量小于0.2g，原方去制大黄、六一散，加菟丝子15g，杜仲12g，共服9个月，尿蛋白持续阴性，停药观察，随访2年未见复发。

四、体会

慢性肾炎病程长，病情迁延，病变进展缓慢，最终将发展成慢性肾衰竭，故正确的治疗及良好的保养是关键。中医治疗慢性肾炎有其独到之处。慢性肾炎在中医古籍中没有相应的名称，根据其不同的临床表现分属中医的“水肿”“虚劳”“眩晕”等范畴。笔者对慢性肾炎普通型患者经过多年的观察与诊疗，发现其病位多在脾肾，多因风湿毒邪反复侵袭，内外结合，湿郁化热，湿热伤脾，脾虚湿盛，久而及肾，以致肾虚；且久病入络致瘀，湿热瘀互相搏结，致使病情缠绵难愈。其临床表现多为本虚标实，故治疗重在脾肾，常以健脾、益肾、清热、利湿、化瘀为主。脾肾阳虚型用黄芪合剂加减，方中重用黄芪补益中气兼健脾利尿，扶正托毒；太子参、怀山药、米仁味甘性平，取其清补不留邪；芡实、莲须健脾固肾；丹参、川芎、制大黄活血行气，通利肾中瘀滞，兼化瘀利水；小剂量六一散清利下焦湿热，又防芡实、莲须固涩太过。湿困脾虚型选用藿朴夏苓汤加减，重在化脾湿，兼以运脾，使邪去正安。中医治疗的同时，配合西药昆明山海棠片、消炎痛片、双嘧达莫等抗炎、抗血小板凝集以减轻肾脏的病理损伤，稳定肾功能。中西药协同可提高疗效，且使疗效持久而稳定。

慢性肾炎病程较长，病情常有反复，故在治疗过程中切不可专施扶正而不祛邪或专攻邪而不扶正。慢性肾炎虽以本虚为主，但湿热瘀邪未尽，若遇劳累、感染、饮食不节等可致病情反复，故在临床治疗上，当根据具体病情施药，注重平补、清利、化瘀的合理调配，从而获得较好的疗效。

——本文摘自：孙幼立，邬剑波.中国中西医结合肾病杂志，2003，4（1）：44-45.

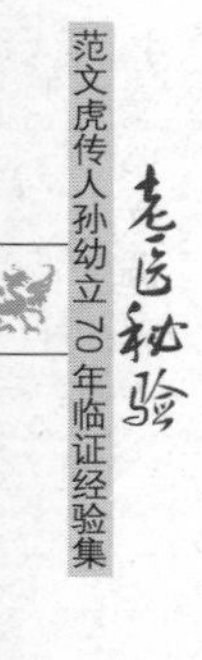

孙幼立：年逾九旬行医不辍

每个星期五的下午，到河姆渡镇卫生院看病的人特别多，因为他们都想让老中医孙幼立给自己诊治。许多患者说，孙医生态度好，医疗技术高，让人信得过。

上周五的下午，记者慕名前往河姆渡镇卫生院，一睹老中医的风采。只见鹤发童颜的孙老先生仔细地为患者搭脉、开处方，叮嘱患者要注意的事项，笑容始终挂在脸上，看上去就像一位慈祥的爷爷。由于患者太多，记者没法采访。一直等到下午快六点，才同孙老搭上话。

出生于1921年4月的孙幼立，今年已经92岁了。1939年，他毕业于上海新中国医学院，是当时为数不多的医学高才生之一。他还曾拜名中医范文虎为师，学到了很多中医学知识，这为他日后从医打下了坚实的基础。毕业后，孙老长期在家乡河姆渡镇卫生院工作，直到1988年，才被组织上调到余姚市中医医院。到余姚市中医医院后，孙老主攻中医肾病，利用自己多年行医积累的经验，创造性地推出肾炎血尿1号方，采用清热解毒疗法，攻克了一批疑难病症。一位远在上海的老年肾病患者在被上海某知名医院回绝后，辗转找到了他，经治疗1年后，肾病好转，至今还健在。

“老骥伏枥，志在千里，烈士暮年，壮心不已”。曹操的这句名言，是孙老行医生涯的生动写照。几十年来，他把自己从医过程中的经验和体会，撰写成《老医秘验》出版，为后学者指点迷津。他还在业余时间研习古诗词，是中华诗词学会会员，出版过诗词集《拙庐吟草》。

向孙老讨教健康秘诀，他笑眯眯地说出四句话："心态要平，生活规律，身体锻炼，劳逸结合。"他每天早上五点起床锻炼，每周一、三上午在阳明国医馆坐堂，周五下午和周六上午在河姆渡卫生院坐诊，其余的日子，就在家里读读书，写写诗。

谈到最后，孙老递来一张纸，上面写着他最近创作的一首诗，题为《执医七十年有感》：精微医海深难识，理未穷源事可疑。年过九旬常补课，更缘病谱暗中移。他解释说，近年来疾病不断演变，执医者只有不断吸收新知识，才能更好地为患者服务。

——本文摘自：毛益中．余姚日报，2012年5月15日第2版

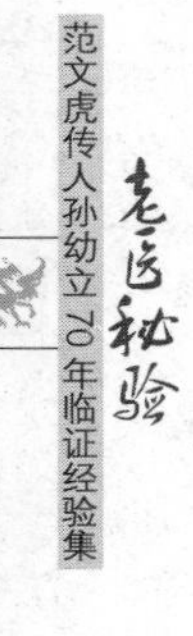

一辈子情系农民患者

——记浙江省余姚市河姆渡镇卫生院92岁老中医孙幼立

浙江省乡镇卫生院的在岗医生中，年龄最大的要算该省余姚市河姆渡镇卫生院92岁的老中医孙幼立。

孙幼立扎根农村，年逾九旬行医不辍。今年5月，余姚市人事部门、卫生部门表彰孙幼立在农村中医药事业中做出的突出贡献，授予他“余姚市中医突出贡献奖”荣誉证书。

年逾九旬行医不是为挣钱

孙幼立，1921年4月出生，1939年，毕业于上海新中国医学院，是当时为数不多的高才生之一。他还拜过国内知名中医为师。孙幼立学习结业后，回到家乡余姚市河姆渡镇行医，新中国成立前后在当地开办中医个体诊所，1958年被吸收到公社卫生院工作，20世纪80年代曾任河姆渡镇卫生院院长。退休后，孙幼立被河姆渡镇卫生院返聘。

日前，记者专程前往河姆渡卫生院，一睹这位老中医的风采。只见满头银发、神采奕奕的孙幼立正在为患者搭脉、询问病情，笑容始终挂在嘴边。他的身边有一位青年医生做他的助手，周围站着六七位患者在等候看病。此刻，记者没法采访，于是来到门诊三楼会议室同卫生院院长聊了起来。

河姆渡镇卫生院院长唐春波介绍说，现在，孙幼立家庭经济状况很好，儿孙们独立门户，他退休工资每月5000余元，和老伴过日子的钱已足够，之所以90多岁高龄还到卫生院上班，完全是因为心系农民患者。

中午下班时，记者见到了孙幼立。他解释说，在他行医 70 年的生涯中，感受最深的是农民生病喜欢看中医，不少农民不管大病小病总是去找他。退休回家后，许多患者往往上门来找他，弄得家里像诊所，还不如干脆回卫生院上班。

百姓赞他医术精服务更好

河姆渡镇邻近的官路沿延村 58 岁村民傅春根，今年二三月时感到胸闷、透不过气来，脉搏每分钟 40 次，先后到两家市级医院均被诊断为冠心病、病态窦房结综合征，经服用西药无效，医生建议放置心脏起搏器。无奈，傅春根抱着试试看的心情来找孙幼立。在孙幼立精心诊疗下，傅春根的病情一天比一天好转。记者采访这天巧遇傅春根第 6 次前来复诊，他高兴地告诉记者，现在他的脉搏恢复到每分钟 60 次以上，已感觉不到有什么不舒服，今天来是想再调理调理，以巩固疗效。

孙幼立医术精湛，特别擅长医治各种肾病，这在河姆渡镇家喻户晓。该镇河姆渡村高三学生孙浩挺患肾病综合征，经治疗效果不佳。去年开始服孙幼立开的中药后，病情逐渐好转，今年上半年已达到临床治愈。最近，孙浩挺接到某大学的录取通知书，特地到卫生院向孙幼立报喜。

孙幼立被当地媒体誉为“百姓故事 · 文明崇德余姚人”的典型。他廉洁行医，兢兢业业。到卫生院门诊，常常提前 1 小时上班。有时患者较多，他总是送走最后一位患者才去休息。为了减轻患者医疗费负担，他想方设法为患者省钱，每剂中药饮片不超过十三四味，每贴中药 10 余元钱，坚持做到用药能用便宜的不用贵的，不开大处方。有时他还给困难患者倒送

"红包"。

病中依然不忘为农民看病

今年3月，孙幼立不慎摔倒，导致耻骨骨折，被送往余姚市中医医院住院治疗。在这期间，不少农民患者到河姆渡镇卫生院打听孙幼立何时出院上班，有的还直接打电话问他。对患者高度的责任感驱使孙幼立忘了自己的年龄和尚未痊愈的病体，提前出院返回工作岗位。

河姆渡镇卫生院副院长胡树清说，孙幼立带病坚持上班岂止这一次。有一年，他坐骨神经痛发作，头几天坚持不请病假，后来实在疼得忍不住了，才到余姚市中医医院住院。他总是念念不忘河姆渡镇的农民患者，说自己生的是小病、是小事，为农民看病是大事。

孙幼立经常告诫青年医务人员：做医生光有热情还不够，还要有优良的技术，所以要干到老学到老。正如他在近日的诗作《执医七十年有感》中所言："精微医海深难识，理未穷源事可疑。年过九旬常补课，更缘病谱暗中移。"他说，随着疾病不断改变，医生只有不断吸收新知识，才能更好地为患者服务。

——本文摘自：章关春．中国中医药报，2012年7月26日第5版．

附录一　诗词选录

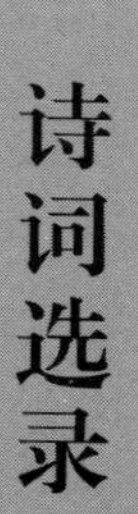

先师范文虎逝世七十五周年纪念

石破天惊，忆当年，继绝业，战群儒，旷世难逢折肱才。
莺歌燕舞，看今日，运经方，驱二竖，传承自有后来人。

注：1936年秋，范文虎先生逝世后，曾成立范氏同学会，事隔七十余年，仅就记忆所及，把同学名单写在下面：

吴涵秋、徐余藻、王华英、王庆澜、林友源、李庆坪、江晓楼、张世杰、徐炳南、陈益浦、虞志瑞、陈妙官、茅尧耕、王永镇（福建）、王子均、沈经三、韩独秀、陈美英（女）、洪起涛（女）、赵盈盈（女）、蔡纪泽、孙幼立、颜伯卿（汉口）、姚渭木、费盈吾、张佑臣、张伯川、李南华。

国医馆楹联三副

望闻问切同辨析。
气血营卫必分明。
精研经典，承前启后。
博采良方，除旧创新。
治亚健康，明体质，乃中医特色。
疗河鱼疾，保元真，看高手斡旋。

晨练五十年

五十年来沐晓风，纳新吐故四时中。
丹阳照面容颜焕，晨月迷人清气融。
孔雀开屏姿若柳，黄蜂出洞气如虹。
换得老翁心脑健，人间卖药岂终穷。

执医六十年

出入波涛里，倏忽六十年。
心仪扁鹊术，老来志更坚。
不畏高风险，不患得失全。
禁区勤探索，终有洞里天。
心中装黎庶，名利两无牵。

国庆四十周年纪念

雄鸡一唱东方白，唤醒雄狮睡梦中。
耻约百年全洗雪，山河万里沐春风。
诗题桃李缃笺艳，酒泛葡萄玉盏红。
幸遇良辰堪乐业，毋须老作饭牛翁。

父亲逝世五十周年兼怀兄弟姐妹

人生如参商，骨肉亦不殊。
回首童稚时，家居共戏娱。
子侄十余人，如今谁共趋。
故宅长茅草，乔木悲荒芜。
家承世泽厚，潜德自不孤。
父祖有懿行，凡事饥能驱。
孝友著于世，负荷莫相辜。
忆昔五十年，先君怅忽殂。
一朝梁栋倾，失怙泪沾襦。
嶷嶷诸雁列，奔走各异途。
济誉谨而密，养生善保躯。
韶镕性情淑，雍容丽且都。
晋鼎最敏明，立断不斯须。
政商各建树，齐名得佳符。
奈我守故辙，愚鲁寡良图。
比年居姚江，医与名稍俱。
辰出酉难归，相见难而迂。
何日得团聚，良宴饮屠苏。
欢笑复叹息，今荠昔何荼！
愿言共耄耋，春酒岁张脯。

赠周冠群吟长

四明风月信无边，天与诗人养大年。
湖面波澜如作画，舒眉杨柳亦争妍。
一声水笛和花落，半幅渔帆带雨悬。
君在桃源仙境住，琳琅诗句舜江传。

夙饱书香胜玉筵，研田耕获抵连阡。
浮生扰扰诗多感，世事茫茫境屡迁。
过眼沧桑经浩劫，及身福寿庆双全。
老来道德文章在，不爱人间造孽钱。

长城行

秋风九月莼鲈好，驱车直上京华道。
结伴同行多年少，酒肴杂陈共倾倒。
逆旅主人谈胜景，首推长城八达岭。
长城磅礴从西来，横贯北国腾空起。
重堙复堞出层坡，跨冈越岭吞虎兕。
秦皇威武震遐迩，匈奴生畏望却步。
明祖继起固藩篱，胡马奔腾也难度。
世事变幻如转毂，瞬眼之间即胜复。
烽火连天已往矣，四海一家息干戈。

“出塞”悲歌成绝响，民族纷争逐逝波。
开放国门看世史，华夏同心开新纪。
七大奇迹称第一，逶迤万里谁与匹。
纷纷寻胜来五洲，不到长城心有失。
胜日登临多靓女，华洋并肩似佳侣。
欢歌笑语绕耳萦，御敌城变友谊城。
泱泱大国亚洲东，青棂子熟霜叶红。
革故鼎新阳和转，长城岁岁驻春风。

怀周明道医师

医儒皆绝，当代唯一；
德操俱高，如今无双。

闻《老医秘验》付梓有感

九旬成就名山业，休说劫波三十年；
困苦艰难励吾志，勤劳收获岂由天。

附录二 曲赋选录

一剪梅

贺浙江省四明山诗联大会

1= F 4/4

孙幼立 词
孙淑人 曲

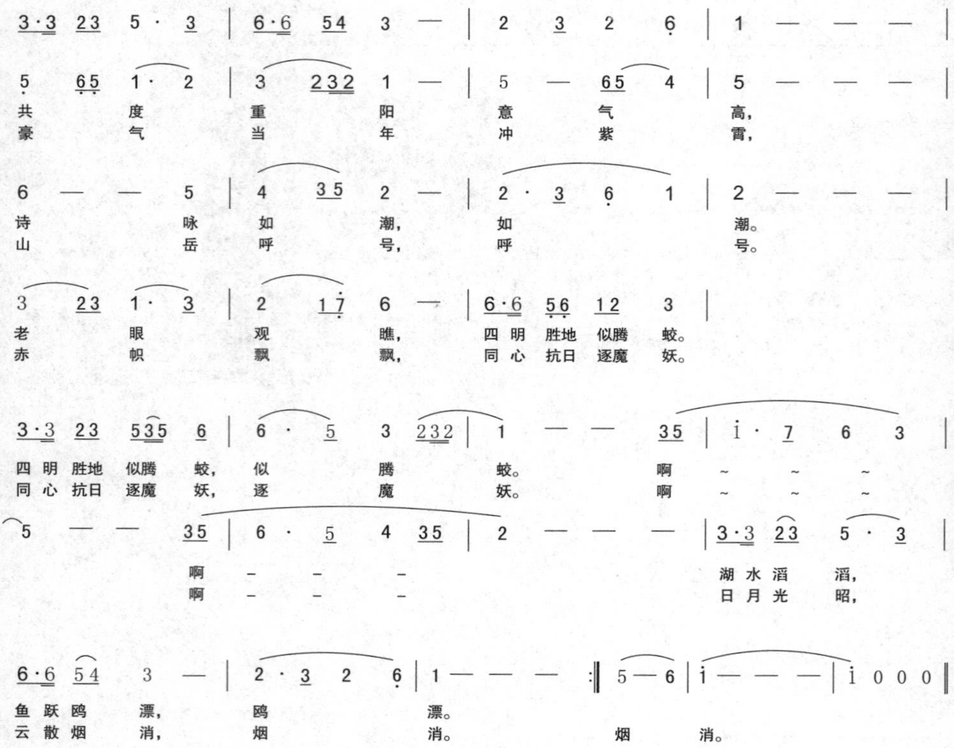

3·3 23 5 · 3 | 6·6 54 3 — | 2 3 2 6 | 1 — — — |

5 65 1· 2 | 3 232 1 — | 5 — 65 4 | 5 — — — |
共 度 重 阳 意 气 高，
豪 气 当 年 冲 紫 霄，

6 — — 5 | 4 35 2 — | 2 · 3 6 1 | 2 — — — |
诗 咏 如 潮， 如 潮。
山 岳 呼 号， 呼 号。

3 23 1 · 3 | 2 17 6 — | 6·6 56 12 3 |
老 眼 观 瞧， 四 明 胜地 似腾 蛟。
赤 帜 飘 飘， 同 心 抗日 逐魔 妖。

3·3 23 535 6 | 6 · 5 3 232 | 1 — — 35 | i · 7 6 3 |
四 明 胜地 似腾 蛟， 似 腾 蛟。 啊 ~ ~ ~
同 心 抗日 逐魔 妖， 逐 魔 妖。 啊 ~ ~ ~

5 — — 35 | 6 · 5 4 35 | 2 — — — | 3·3 23 5 · 3 |
啊 – – – 湖 水 滔 滔，
啊 – – – 日 月 光 昭，

6·6 54 3 — | 2 · 3 2 6 | 1 — — — :‖ 5 — 6 | i — — — | i 0 0 0 ‖
鱼 跃 鸥 漂， 鸥 漂。
云 散 烟 消， 烟 消。 烟 消。

奔月
——赞现代嫦娥刘洋

1= E 3/4

孙幼立 词
王熀湡 曲

12 | 1 · 7 65 | 4 — 23 | 4 · 7 654 | 3 — 3434 |
奔 月 嫦 娥 今 胜 昔 嫣然

5 1 7 2·1 | 1 6 6 | 765 4 4 | 654 3 24 |
一 笑吻 天 宫。 欢 颜 展 示 太

3 5 · 5 | 11 7 · 5 | 172 1535 4 | 234 7 0 |
空 美 美 好 未 来 在 那

654 3 54 | 43 1 — | 1 · 7 217 | 6·3 6 #56 |
神 奇 的 外 太 空 啊 啊

176 5434 26 | 62 1767 3·4 | 3 6 #56 7123 | 4·3 3 #5· | 67 6 · 6 ‖
美 好的 未 来 在那 神 奇的 外 太 空

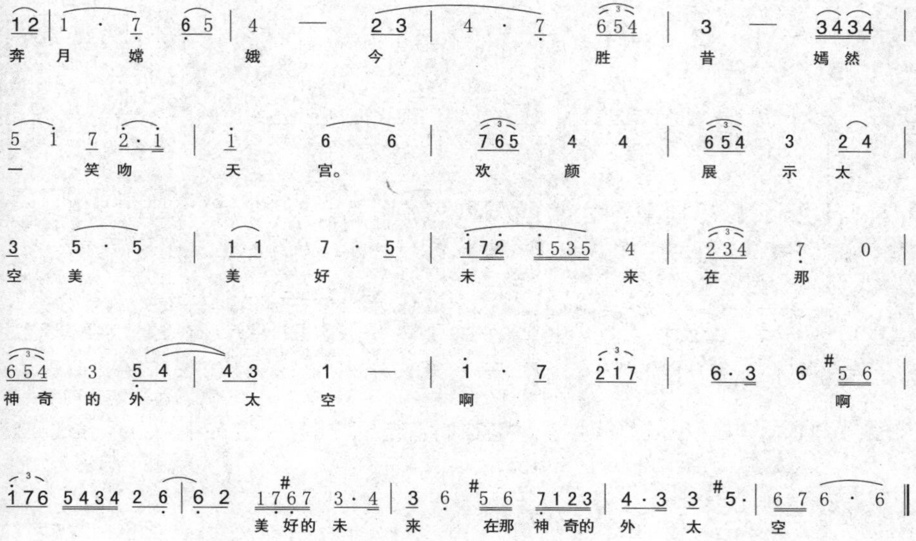

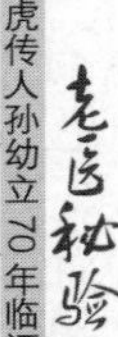

有感于俞丽拿小提琴协奏曲“梁祝”封琴演出作

（七绝四首）

1= C 4/4 中速

孙幼立 词
孙树人 曲

大 二 姑 娘 显 身 手，申

城 五 十 一 年 前。声 声 悦 耳 琴 音

美，赢 得 全 场 喝 采 连 喝 采 连。

出神入 化 琴 音 弄，仙子窃 听 百 鸟 来，切 切 悲 悲

哀 怨 诉，侬身合是 祝 英 台 啊！

散板

惨别 楼

台 双 泪 垂，为 君 那

得 不 伤 悲。双 双 化 蝶 花 丛 舞，

双 双 化 蝶 花 丛 舞，美 好 爱 情

岂 梦 思 啊！

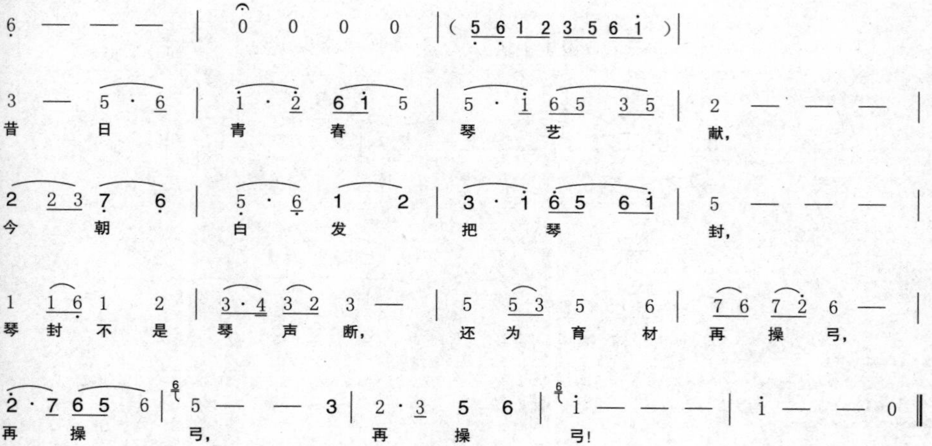

6 — — — | 0 0 0 0 | (5 6 1 2 3 5 6 i) |

3 — 5 · 6 | i · 2 6 i 5 | 5 · i 6 5 3 5 | 2 — — — |
昔 日 青 春 琴 艺 献，

2 2 3 7 6 | 5 · 6 1 2 | 3 · i 6 5 6 i | 5 — — — |
今 朝 白 发 把 琴 封，

1 1 6 1 2 | 3 · 4 3 2 3 — | 5 5 3 5 6 | 7 6 7 2 6 — |
琴 封 不 是 琴 声 断， 还 为 育 材 再 操 弓，

2 · 7 6 5 6 | 5 — — 3 | 2 · 3 5 6 | i — — — | i — — 0 ‖
再 操 弓， 再 操 弓！

落叶

孙幼立 词
王煁湡 曲

1=ᵇB 4/4

06 | i̇7 7·3 5 — | 56 5·3 3 — |

曾 经得意 占高枝，

05 63 51 3 | 323 2 — 27 | 3/4 4 3 1 1717 |

欢乐黄 鹂 唱 妙

4/4 6 — 66 67 | i̇ 3̇ 2̇i̇ 7 — | 77 7i̇ 2̇4̇ 3̇2̇ |

词。转瞬 韶 华 韶华容

#5 3̇ 3̇ 3̇4̇ | 3̇2̇ 7·7 i̇2̇ | 6 — 66 7i̇ |

易老，辉煌 谢幕正应 时， 正

7·3 3̇ — | 3̇i̇ 7i̇7 6 — | 6 — 0 0 ‖

应 时。

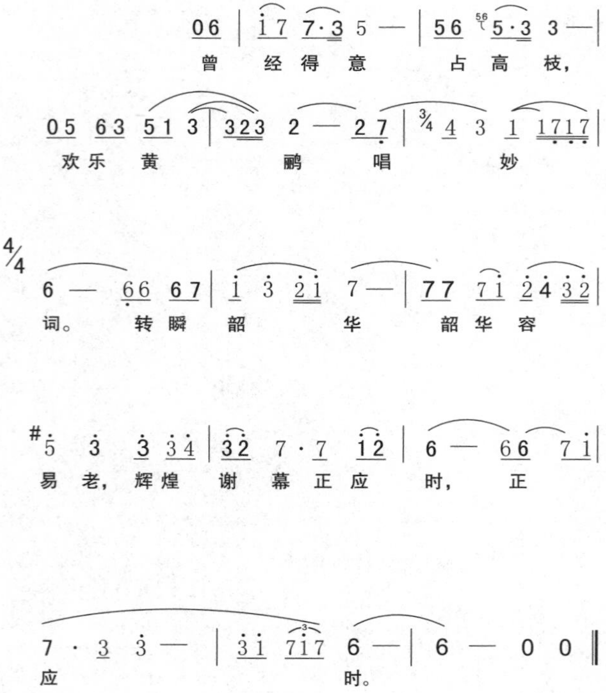